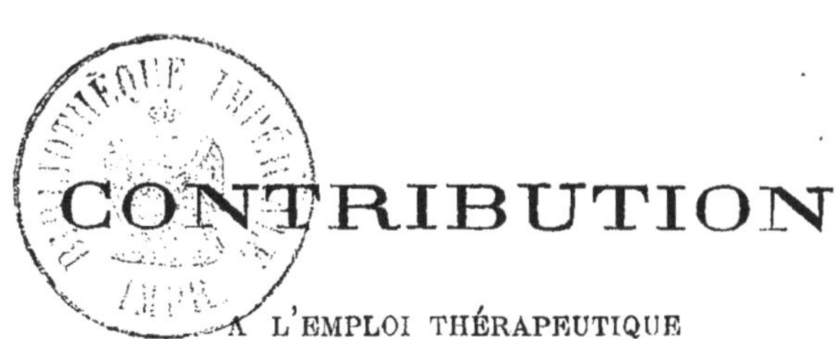

CONTRIBUTION

À L'EMPLOI THÉRAPEUTIQUE

DE L'ALCOOL

A. Parent, imprimeur de la Faculté de Médecine, rue Mr-le-Prince, 31.

CONTRIBUTION

A L'EMPLOI THÉRAPEUTIQUE

DE L'ALCOOL

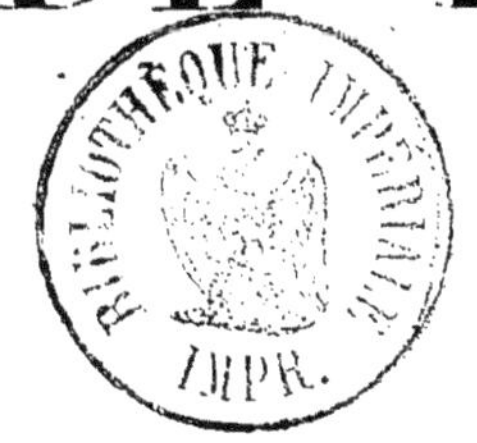

PAR

Le Dr Arthur LEGRAS

INTERNE DES HOPITAUX.

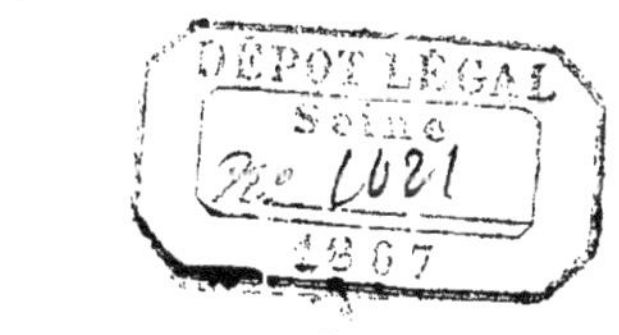

PARIS

P. ASSELIN, SUCCESSEUR DE BÉCHET JEUNE ET LABÉ

LIBRAIRE DE L'ÉCOLE-DE-MÉDECINE

PLACE DE L'ÉCOLE-DE-MÉDECINE

1867

INTRODUCTION

In medicinâ multa scire, pauca agere oportet.
(Baglivi).

Pendant nos deux dernières années d'internat passées sous l'affectueuse direction de M. le professeur Béhier et de M. le Dr Frémy, nous avons pu étudier un certain nombre de maladies aiguës traitées par les préparations alcooliques : nous avons recueilli quelques observations, et, en les consignant dans une monographie, d'après les exhortations de nos deux maîtres, nous avons voulu contribuer à faire connaître une méthode ancienne déjà en Angleterre, nouvelle cependant chez nous. On le verra, quelques-unes des propriétés de l'alcool, découvertes par les physiologistes contemporains, peuvent servir de base, sinon à une médication définitive, du moins à une expérimentation intéressante. En médecine, hors de la physiologie et de la clinique, il n'y a pas de salut. Ces deux sciences sont inséparables : elles se prêtent un mutuel soutien, elles sont pour l'intelligence une source inépuisable de progrès. Nous ne saurions mieux exprimer notre pensée qu'en transcrivant les paroles pittoresques que notre bien-aimé maître, M. Béhier, a prononcées en 1866 dans la dernière leçon de son cours : « Mon soin constant, a-t-il dit, a été d'interpréter les phénomènes pathologiques, de les éclairer des lumières de la physiologie. Là est le progrès que toujours j'ai cherché à provoquer, vous indiquant non-seulement ce qui est fait, mais ce qu'il y a encore à faire. Empruntant à un ministre anglais le langage familier et original qu'il tenait naguère à ses électeurs, je vous dirai : « Je suis le policeman qui pousse doucement devant lui la foule, lui disant : avancez, circulez. Cela ne veut pas dire : courez, précipitez-vous, écrasez-vous les uns les autres, jetez-vous sous les roues des voitures. Non ! Cela veut dire simplement : marchez, ne vous arrêtez pas : car vous arrêter c'est encombrer la rue, la voie publique ; c'est vous exposer aux accidents les plus regrettables, les plus terribles. » Oui, messieurs, l'immobilité dans la science, comme dans la politique, est la chose la plus déplorable et la plus fatale. Je vous répète donc, comme le policeman après M. Gladstone : Marchez en avant. »

CONTRIBUTION
A L'EMPLOI THÉRAPEUTIQUE
DE L'ALCOOL

ACTION PHYSIOLOGIQUE DE L'ALCOOL.

Dès la plus haute antiquité, les peuples introduisirent dans leur alimentation quotidienne les liquides résultant de la fermentation des substances sucrées ou amylacées. Les Assyriens se servaient de vin de palmiers. Osiris, suivant la légende égyptienne rapportée par Diodore de Sicile, aurait appris aux mortels à cultiver la vigne et à faire le vin qu'on offrait avec le pain à la Divinité dans les cérémonies religieuses. La bière ou vin d'orge, comme l'appelaient les Grecs, était la boisson habituelle en Égypte, où elle fut inventée; et de temps immémorial elle était connue des Espagnols, des Gaulois et des Germains, qui, d'après Tacite, employaient un breuvage d'orge converti par la *corruption* en une espèce de vin. L'hydromel, le vin de Falerne, s'enflammant, selon Pline, au contact du feu, le vin térébenthiné si prisé à Rome, les vins médicamenteux enfin, furent d'un usage général chez les Romains. Néanmoins il ne faudrait pas croire, malgré la lointaine origine des liqueurs fermentées, que la connaissance de leur principe actif remontât à une date très-éloignée de nous. Cette découverte ne fut possible qu'à l'avénement d'une science à peu près inconnue aux anciens. Il fallut attendre jusqu'au moment où la chimie jeta ses premières lueurs, jusqu'au moyen âge.

A cette époque, les Arabes commencent à divulguer les richesses que la tradition ou le hasard leur ont transmises. Ils sont interrogés et commentés. On leur fait de nombreux emprunts et même, il faut bien le reconnaître, de nombreux larcins. Mais des résultats importants sont obtenus : des corps nouveaux sont ajoutés à ceux que l'on possédait déjà, et, parmi ceux-ci, nous citerons l'alcool.

Ce produit hydro-carboné, dont l'étymologie chaldéenne signifie *quelque chose qui brûle* (Hœfer), aurait été isolé, si on en croit la plupart des auteurs, par Arnaud de Villeneuve et Raymond Lulle : du moins, c'est, dit-on, dans les ouvrages de ces deux alchimistes que l'on en rencontre la première mention. Cependant, si on consulte l'*Histoire de la chimie* d'Hœfer, on trouve sur la préparation de l'eau-de-vie un passage extrait d'un manuscrit attribué à Rhazès et ainsi conçu : « Præparatio aquæ vitæ simpliciter : accipe occulti « quantum volueris, et fere fortiter, donec fiat sicut medulla, et di- « mitte fermentari per diem et noctem, et postea mitte in vase dis- « tillationis, et distilla » (Manuscrit n° 6514, fol. 120, verso; XIVe siècle). Cette curieuse citation n'a pas sans doute toute la clarté désirable, à cause du mot *occulti* qu'on peut interpréter de deux façons différentes : on peut supposer qu'il désigne des grains de blé qu'il était d'usage de mettre sous terre, où ils commençaient souvent à fermenter : ou bien on peut soutenir qu'il cache un de ces secrets qu'il était défendu aux alchimistes de divulguer sous les peines les plus sévères. Quoi qu'il en soit, l'existence de l'alcool n'en est pas moins démontrée, et il ne répugne pas de croire qu'Arnaud de Villeneuve et Raymond Lulle, dont la conscience n'était pas très-scrupuleuse, si on s'en rapporte à Hœfer, ont seulement copié les Arabes et donné, comme leur appartenant, une découverte faite cinq cents ans environ avant eux. Il me semble donc juste de me rallier à l'opinion de mon très-affectionné maître M. le professeur Béhier, qui, dans son article du *Dictionnaire encyclopédique* sur l'action thérapeutique de l'alcool, émet l'opinion que c'est aux Arabes qu'est due la première extraction de l'esprit de vin ; que Raymond Lulle et Arnaud de Villeneuve ont seulement le mérite d'avoir appelé l'attention sur cette substance.

Les expériences en effet se succédèrent rapidement. Les chirur giens et les médecins firent des essais répétés; mais plusieurs siècles s'écoulèrent avant que l'on songeât à étudier scientifiquement le nouveau produit. Ce n'est que depuis une cinquantaine d'années que des tentatives sérieuses ont permis de lever la proscription que l'indifférence ou la routine avait prononcée contre l'esprit de vin.

Dans l'exposition des travaux assez nombreux que provoquèrent les liqueurs spiritueuses, deux guides s'offraient à nous : ou l'ordre chronologique des expériences, ou les différents appareils sur lesquels celles-ci furent faites. La première méthode avait l'inconvénient grave de nous forcer à revenir sur le même sujet; la seconde, au contraire, nous permettait de condenser en quelques lignes les données acquises, partant de faire aisément saisir l'état actuel de la science. L'hésitation ne nous a pas paru possible, et, comme MM. Lallemand, Maurice Perrin et Duroy dans leur livre, nous avons adopté la seconde méthode.

Quand on suit l'histoire physiologique de l'alcool, il est facile d'apercevoir qu'elle a eu deux phases, deux époques : l'une antérieure, l'autre postérieure à la publication, en 1860, du mémoire des auteurs que nous venons de nommer. Nous allons résumer successivement ces deux périodes; et transitoirement nous décrirons la théorie qu'ils proposèrent, théorie qui a encore des partisans nombreux et brilla d'un certain éclat.

La première recherche à faire, lorsqu'on veut interroger l'action d'une substance, c'est de s'assurer si elle pénètre dans l'organisme : il faut que l'absorption s'accomplisse pour mettre le corps expérimenté en contact avec les divers appareils. Pour l'alcool, un phénomène vulgaire, l'ivresse, plaidait évidemment pour l'affirmative, comme l'a fait judicieusement observer Bérard : il était utile cependant de donner des preuves expérimentales.

A cet effet, M. Rayer injecte dans le péritoine, chez des lapins, 16 gr. d'alcool. Il les plonge dans l'ivresse (*Dictionnaire de médecine et de chirurgie pratiques*, t. I, p. 291).

Orfila produit le même accident chez des chiens, en injectant le même liquide dans l'estomac et dans le tissu cellulaire sous cutané

(*Traité de médecine légale*, 3e édition, t. III, p. 488). Néanmoins il attribue sans raison l'ivresse à une action de l'alcool sur les extrémités nerveuses des organes, réagissant à leur tour sur le centre encéphalique : l'absorption joue un rôle secondaire.

Brodie, dans un Mémoire présenté en 1811 à la Société royale de Londres, et analysé dans le journal de médecine de Leroux, Corvisart et Boyer (1813, t. XXVI, p. 320), avait donné la même explication qui ne reposait sur aucun fait démontré. « L'alcool, dit-il, l'huile essentielle d'amandes, le suc d'aconit, l'huile empyreumatique de tabac, et le woorara donnent la mort en faisant cesser directement les fonctions du cerveau.

« Il y a lieu de croire que les poisons qui, dans ces expériences, ont été administrés intérieurement, ont agi par l'*intermédiaire des nerfs*, et sans être absorbés ni conduits dans le torrent de la circulation. »

En 1850 et en 1860, Carpenter d'un côté (*On the abuse of alcoolic liquors*, 1850), W. Marcet, de l'autre (*Medical Times and Gaz.*, 1860, nos 505, 507, 509), essayèrent sans grand succès de faire revivre la même opinion, quoique quelques expériences de ce dernier auteur paraissent tout d'abord probantes. Nous aurons occasion de les résumer plus loin.

Enfin Magendie (*Précis élémentaire de physiologie*, 4e édition, t. II, p. 187) et M. Ségalas (*Le sang peut-il être cause de maladie?* mémoire lu à l'Académie des sciences, 1825) ont les premiers attribué aux veines le pouvoir absorbant.

De ce qui précède, on peut tirer cette conclusion que l'alcool est absorbé, comme tous les liquides, par imbibition des surfaces, soit dans une séreuse, soit dans le tissu cellulaire, soit dans l'estomac. Il est admissible par conséquent qu'il est soumis aux lois qui règlent l'absorption : ce qui explique la coutume anglaise consistant à avaler un verre d'huile avant les libations. On retarde par ce procédé la pénétration de l'esprit de vin dans l'organisme, partant l'ivresse.

Une fois introduit dans l'économie, l'alcool doit subir l'action de tout le mouvement intime et perpétuel qui constitue la nutrition.

Que va-t-il devenir? Sera-t-il expulsé intact comme produit excrémentitiel? Sera-t-il décomposé? Combien de temps cette décomposition mettra-t-elle à s'accomplir? Sera-t-elle partielle ou totale? Toutes ces questions forment un seul problème dont la solution varia souvent. Au milieu d'affirmations opposées, tour à tour rejetées et acceptées, il faut renoncer à prendre un parti et n'être qu'historien.

MM. Leuret et Lassaigne (*Recherches physiologiques et chimiques pour servir à l'histoire de la digestion*), choisissant pour point de départ la transformation acide de l'alcool en présence d'un ferment, disent, p. 199 : «Si l'on ouvre un animal quelque temps après lui avoir fait avaler une boisson spiritueuse, telle que l'eau-de-vie, le vin, la bière, le cidre, on trouve la membrane interne de l'estomac et des intestins enduite de mucosités épaisses et abondantes, et ces liqueurs elles-mêmes devenues entièrement acides; cependant si la quantité d'eau-de-vie ou de vin avait été très-considérable, et qu'on ouvrît l'animal au bout d'un quart d'heure, par exemple, on obtiendrait encore un peu d'alcool à l'état de pureté. La transformation des liqueurs alcooliques est très-facile à concevoir, puisqu'on sait que, si elles sont convenablement affaiblies, unies à une matière animale et exposées à une température de 10 à 30 degrés, elles se décomposent et deviennent acides. Si la présence de l'eau-de-vie, du vin, etc., fait affluer dans l'estomac des sucs abondants acides, et chargés de mucus, la température étant, outre cela, de 30 à 32 degrés, ces liqueurs doivent être très-promptement altérées. C'est donc à l'état acide que les boissons spiritueuses passent dans le duodénum.»

Tout en admettant la réalité de la mutation de l'alcool en acide en présence d'une matière animale, à la température de 10 à 30 degrés, nous devons faire ressortir l'énorme différence qui sépare les réactions chimiques qui se passent dans une cornue, de celles qui s'opèrent dans l'estomac. Il se peut en effet que le mucus et le suc gastrique soient sécrétés abondamment en présence des spiritueux, ainsi que l'a énoncé M. Prié dans sa thèse inaugurale (thèse de Paris, 1837, n° 82, p. 18), et agissent comme forment;

mais, que deviennent alors la coagulation du mucus et de l'albumine qui sont dans l'estomac? et l'action siccative de l'alcool sur la muqueuse stomacale? phénomènes signalés par Magendie et par Jacobi (*Deutsche Klinik*) : enfin, d'après M. Cl. Bernard (*Leçons sur les effets des substances toxiques et médicamenteuses*, 1857, p. 379), la suspension par l'alcool concentré des sécrétions, qui président à la chimification? Nous croyons donc, sans rejeter l'explication précédente, qu'il faut la recevoir sous bénéfice d'inventaire.

Frappés de l'état particulier du sang chez les ivrognes qu'on trouve, tantôt coagulé, tantôt d'apparence laiteuse, altérations attribuées à tort à l'alcool par Hewson et par MM. Devergie et Gasté (*Mémoire sur l'ivresse considérée sous le double rapport de la médecine et de la discipline militaire; Recueil de mém. de méd., de chir., de pharm. milit.*, 1843, t. LIV, p. 209), les physiologistes instituèrent des expériences et arrivèrent à des résultats dissemblables.

Schultz (*Wirkung des Brautnweins in der Trunksucht*, in *Hufeland's Journal*, april 1841) soutient que quand on verse de l'alcool dans le sang qui vient d'être extrait de la veine, il se coagule presque immédiatement, si on mêle parties égales de sang et d'alcool, et que la décoloration des globules s'opère avec une grande rapidité.

Suivant pas à pas cette désorganisation remarquable, il ajoute : L'alcool versé dans du sang frais lui communique une coloration noire; et si on examine celui-ci au microscope, on voit que la matière colorante sort des globules et se dissout dans le sérum; les globules pâlissent peu à peu, deviennent incolores, de sorte que dans un sérum coloré en rouge, nage un caillot parfaitement décoloré; au bout de quelque temps, le sérum se prend en masse (Extrait du *Compendium de Médecine pratique*, t. V, p. 459.)

Le Dr Peters a constaté les mêmes phénomènes : si on ajoute de l'alcool à du sang tiré de la veine, ce sang devient foncé, perd son opacité normale, devient transparent et pareil à du jus de cerises. Au microscope on voit les globules perdre leur matière colorante, qui se dissout dans le sérum, auquel elle donne sa teinte cerise. Le sérum se coagule jusqu'à consistance de lait épais, mais ne peut former un coagulum solide, et ne laisse échapper aucune particule aqueuse (New-York, *Journal of Medicine*, vol. III, n° 9; ou *Ranking's Abstr.*, juillet-décembre 1845, vol. II, p. 87).

Suivant Heinheimer et Bœsch, l'alcool agit directement sur le sang; l'ivresse est due à une pléthore alcoolique veineuse, dans laquelle la proportion d'hydrogène et de carbone du sang est très-accrue (*Ranking's Abstr.*, juillet-décembre 1845, vol. II, p. 87).

Nous ne pouvons nous dispenser d'appeler l'attention sur ces résultats, qu'on appréciera plus complétement quand nous rappellerons les expériences de Bocker et de M. Bouchardat. Constatons qu'ils concordent avec ce qui existe chez les grands buveurs : le sang est épais, mais fluide, se coagule très-lâchement, contient peu de fibrine mais beaucoup d'albumine, ce qui, pour le dire en passant, se rencontre aussi dans la diathèse cancéreuse d'après Rokitansky, Andral et Engel.

Les faits avancés par MM. Monneret et Fleury sont différents.

A plusieurs reprises, il se sont assurés que la coagulation du sang ne pouvait avoir lieu dans un mélange à parties égales avec l'alcool. Il se forme un liquide noirâtre dans lequel sont confondus globules, fibrine et sérosité. « La plus grande partie de cette masse, disent-ils, est constituée par une matière d'un rouge-brun, molle, s'écrasant facilement sous le doigt : on ne peut y découvrir la fibrine (*Compendium de médecine pratique*, t. V, p. 459 et suiv.). »

Je suis forcé de répéter ici ce que j'ai déjà dit au sujet des travaux de MM. Leuret et Lassaigne. Quel rapport peut-on établir entre ce qu'accomplit la nature et ce qui se passe dans un laboratoire, où l'on dispose sans doute les expériences dans les conditions les plus voisines de la réalité, mais où il manque toujours cette abstraction, cette force universelle qui a nom la Vie? Je puis du reste m'appuyer sur l'opinion même des auteurs du *Compendium*, qui terminent ainsi le récit de leurs expérimentations : « Ces expériences ne peuvent nous donner aucune idée de la manière d'agir de l'alcool sur le sang lorsqu'il est encore contenu dans les vaisseaux. »

Quoi qu'il en soit, l'action nocive de l'esprit de vin sur la masse cruorique avait été admise par Petit, dans ses *Lettres d'un médecin des hôpitaux du roi* (1710, p. 23), par Royer-Collard, dont les recherches sont consignées dans le *Compendium de médecine* (t. V, p. 460); par Orfila, dans son *Traité de toxicologie* (4e édit., t. II, p. 149). Cependant Magendie (*Leçons sur les phénomènes physiques de la vie*, t. III, p. 55) put, sans déterminer d'accidents, injecter dans la jugulaire d'un chien 8 gr. d'eau-de-vie, additionnée du même poids d'eau; la dose et la concentration du liquide étaient faibles, il est vrai, comparativement aux 16 gr. d'alcool à 24° employés par les autres auteurs. Poussant ensuite ses inductions trop loin peut-être, il ajoute sous forme dubitative, il faut l'avouer, qu'il serait *possible*, pendant la digestion, d'extraire par la distillation l'alcool du sang, tandis que le chyle ne donnerait aucun résultat. La vérité nous oblige à déclarer qu'aucune expérience ne lui permet une pareille hypothèse; il peut tout au plus étayer son opinion de ce fait très aléatoire, qu'après avoir injecté 95 gr. d'alcool étendu de la même quantité d'eau, le sang au bout d'un quart d'heure exhalait une odeur alcoolique (*Précis élémentaire de physiologie*, 4e édit., t. II, p. 187).

Quoique non motivée, cette proposition fut défendue par M. Ségalas (mém. cité) et par Wasserfuhr (*Rust's Magazine*, B. XXVII, Heft. 2, p. 298). Mais affirmer n'est pas prouver, et contradictoirement MM. Bouchardat et Sandras ont entrepris des recherches qui ne les autorisent pas à accepter d'une manière absolue la possibilité ou l'impossibilité, chez l'homme ou chez les animaux, de retrouver, après l'ingestion, l'alcool dans le liquide sanguin (*De la digestion des boissons alcooliques et de leur rôle dans la nutrition. — Annales de chimie et de physique*, t. XXI, p. 448, 1847).

Plus tard, le Dr Huston-Ford publia dans *The North American med. chirurg. review*, un article intitulé : *De la présence normale de l'alcool dans le sang*, et analysé dans le *Journal de physiologie* de Brown-Séquard (t. III, p. 726, 1860). L'auteur, s'appuyant sur des expériences scrupuleusement conduites, soutient que le sucre du foie donne non pas de l'acide lactique, mais de l'alcool qui sert à la production de la chaleur animale. Il aurait, par la distillation, extrait ce liquide du sang de bœuf, du foie et des poumons frais ou putréfiés, enfin du pancréas. Nous ne sachons pas que les idées du Dr Huston Ford aient été infirmées ou confirmées, quoiqu'elles en valussent assurément la peine. Elles peuvent, si elles sont justes, trouver leur explication dans la présence de la matière glycogène répandue, comme on le croit généralement, dans toute l'économie, et non plus confinée dans le foie seulement. En tout cas, elles sont une sanction considérable des faits annoncés par Magendie.

Si les analyses précédentes conduisirent à des résultats souvent variables, et radicalement opposés les uns aux autres, il n'en fut pas de même quand on interrogea certains produits excrémentitiels, les gaz expirés, l'urine, la sueur.

Prout prétend que l'acide carbonique exhalé par l'expiration diminue sous l'influence des spiritueux. Berzelius fait remarquer que cette diminution peut n'être qu'une apparence (*Journal de Physiologie expérimentale*, t. IV). Mais cette objection tombe d'elle-même devant l'assertion de Lehmann, démontrant que par un usage modéré des liqueurs fermentées, le chiffre de l'acide carbonique baisse d'une manière absolue, et relativement à la quantité d'oxygène absorbé (*Précis de Chimie physiologique animale*, traduct. de Drion, p. 358). Pour Vierordt, cet abaissement est presque simultané avec l'injection alcoolique, dure environ deux heures et disparaît ensuite. (*Physiol. des Athem.;* Karlsruhe, 1845). Bocker, esprit à la fois modeste et original, tenta sur l'action du sucre, du café et de l'alcool, des expériences qui furent, plus tard, résumées et reprises par T. K. Chambers (*Medico-chirurgical Review*, ou *Ranking's Abstracts* vol. XXI, janvier-juin, p. 350; 1855).

Ne sachant pas ce qu'il fallait croire ou rejeter au milieu des assertions émises sur différentes questions médicales, Bocker résolut de s'instruire par lui-même, de découvrir la vérité en scrutant les faits pas à pas, et comme tous les hommes vraiment forts, il sut rendre son courage et sa volonté toujours supérieurs aux obstacles qu'il rencontra. Faisant, en effet, table rase de tout ce qu'il avait appris par l'enseignement classique ou par la lecture des livres, il n'accepta une théorie qu'après l'avoir expérimentalement reconnue juste : il composa ainsi la première partie d'un ouvrage qui devait embrasser toute la médecine, mais la mort ne le laissa pas achever son œuvre. Plusieurs fois nous aurons occasion de citer les idées et les conclusions auxquelles cet auteur est arrivé : pour l'instant nous prendrons celles qui ont trait spécialement à la respiration. « L'alcool diminue l'expiration de l'acide carbonique, et 165,744 mètres cubes de moins que dans l'état de santé sont exhalés en vingt-quatre heures sous son influence. Contrairement aux propositions de Liebig, la quantité de vapeur d'eau produite dans l'acte de la respiration n'est pas modifiée. » (*Bestrage zur Heilkunde, insbesondere zur Krankheits genussmittelund Arzneiwirkungs-Lehre, Nacheigenen Untersuchungen, von Freirdr. Wilh.-Bocker*, 1, *Band. Genussmittel. Crefeld*, 1849, in-8, p. XIV-317. Analyse in *Archives générales de médecine*, 1849, t. XX, p. 375.)

MM. Bouchardat et Sandras ont trouvé un peu d'alcool dans les gaz expirés, et ils ont remarqué que c'était une très-faible partie de la quantité ingérée (*Annales de Chimie et de Physiologie*, t. XXI, p. 454).

Enfin, Royer-Collard dans sa thèse de concours, en 1838 (p. 19), admet aussi que les poumons éliminent ce liquide.

De toutes ces expériences il demeure acquis, que l'esprit de vin a une action incontestable sur les produits de la combustion pulmonaire. De plus nous verrons plus loin, dans les observations, qu'il diminue notablement les mouvements respiratoires. Ces deux phénomènes peuvent s'expliquer l'un par l'autre, car s'il y a moins de combustion, il faut moins d'oxygène.

Après la respiration, les sécrétions urinaires et cutanées furent étudiées à leur tour. Tandis que Wœhler (*Journal des Progrès*, 1827, t. II, p. 109), dans un mémoire couronné par la Faculté d'Heidelberg, arrive au même résultat que Tiedemann, Gmelin, Seiler, Ficinus, Mitscherlich, Royer-Collard, que M. Mialhe (*Chimie appliquée*, p. 24), que MM. Bouchardat et Sandras (*Annuaire de thérapeutique*, 1847, p. 276), c'est-à-dire l'absence de l'alcool dans l'urine et dans la sueur : Klencke annonce le contraire (*Untersuchungen uber die Wirkung der Branntweins genusses auf den lebenden Organismus*); et deux observations d'albuminurie à la suite d'excès de boissons, l'une de M. Voisin, l'autre de MM. Hérard et Lancereaux (*Dictionnaire encyclopédique*, t. II, p. 621), établissent cliniquement que l'urine est modifiée dans sa composition.

D'un autre côté, Bocker (*loco citato*) et Hammond (*The physiological effects of alcool and tabaco upon the human system., in American journ. of Med. sciences*, oct. 1856) ont trouvé que les liqueurs alcooliques ralentissent l'expulsion par l'urine des substances encore utiles à la vie : surtout de l'urine et des sels fixes. Cette dernière propriété, rapprochée de la diminution de l'acide carbonique expiré, a une importance considérable, parce qu'elle est le point de départ de deux opinions actuellement acceptées sur le rôle des liquides spiritueux.

Chemin faisant nous signalerons les expériences de MM. Aug. Duméril et Demarquay, qui constatent un abaissement de température, variable entre 2°,5 et 9°,5, chez les animaux qui ont ingéré une forte dose d'alcool (*Recherches expérimentales sur les modifications imprimées à la température animale par l'éther et le chloroforme*, 1848). M. Perrin a aussi noté, en 1864, une diminution de chaleur qu'il estime être d'un degré environ. Cette question a besoin d'être reprise en entier.

Nous arrivons maintenant à un appareil dont l'étude pleine d'attraits, mais aussi de difficultés, a attiré de tout temps les investigations physiologiques ; nous voulons parler du système nerveux.

Des faits d'insensibilité alcoolique rapportés par Percy (C. Laurent, *Histoire de la vie et des ouvrages de Percy*, 1827, p. 6), par Blandin, dans les *Bulletins de l'Académie de Médecine* (1847, t. XII, p. 317), par Deneux, cité dans le *Traité théorique et pratique de la Méthode anesthésique* par M. Bouisson (p. 469) : les observations de Wepfer (*Observ. méd. prat., de Affectibus capitis*, p. 7), de Schrader (*Obs. anat. méd.*), de Carpenter (*loco citato*), de M. le professeur Tardieu, qui ont remarqué l'odeur spiritueuse du cerveau pendant les autopsies médico-légales pratiquées chez les ivrognes : l'assertion remarquable d'Ogston, disant avoir extrait de l'encéphale d'une femme ivre, noyée dans un canal, *quatre onces* d'un liquide dont les caractères physiques étaient ceux de l'alcool (*The Edinburgh med.*

and surg. journ., octobre 1842), devaient exciter la sagacité des expérimentateurs, et provoquer de nombreuses recherches, qui toutes démontrèrent une action réelle de l'esprit de vin sur le cerveau.

Pour M. Flourens, cette action est incontestable, et, d'après ce qu'il a observé, il y a, selon lui, analogie entre les accidents dus à l'ingestion alcoolique et ceux qu'amènent l'ablation du cervelet. (*Recherches expérimentales sur les propriétés et les fonctions du système nerveux dans les animaux vertébrés*, p. 390 et suiv.)

Voici quelques-unes des expériences :

Page 400. — « Quelques gouttes d'alcool furent avalées par un moineau. Bientôt toutes les allures de l'ivresse apparurent ; il volait d'une manière bizarre et interrompue : il oscillait, il s'enroulait sur lui-même en volant ; il chancelait en marchant. Avec quelques gouttes de plus, il cessa de pouvoir se tenir sur ses pattes, et tomba sur le côté. »

Comparativement, l'auteur pratiqua l'opération suivante : Il enleva successivement les couches superficielles, puis les couches moyennes, puis les couches profondes du cervelet, puis l'organe en entier. En même temps, il donna à un autre moineau, d'abord 2 ou 3 gouttes, puis 2 autres, puis 2 encore, en tout 6 ou 7 gouttes d'alcool. « Ces deux petits oiseaux, dit-il, commencèrent par chanceler sur leurs pattes ; puis ils ne marchèrent et ne volèrent plus que de la manière la plus bizarre ; puis ils ne purent plus ni marcher ni voler ; ils finirent par ne pouvoir plus même se tenir debout. » A la suite de cette description, M. Flourens fait les réflexions suivantes (p. 401) :

« Jusqu'ici la concordance avait été parfaite. Une différence essentielle parut alors, c'est que le moineau pris d'alcool, parvenu au dernier degré de l'ivresse, perdit en même temps l'usage de ses sens et de ses facultés intellectuelles : usage que le moineau privé de son cervelet conserva toujours. »

Ces expériences concluantes, démontrant à la fois les propriétés respectives des deux organes essentiels de l'encéphale, le cerveau et le cervelet, et l'action générale de l'esprit de vin sur tous les deux, ne donnèrent pas les mêmes résultats entre les mains de

M. le professeur Longet. Cet illustre physiologiste, dans une note lue à l'Académie de médecine, en 1847 (t. XII, p. 363), fait sur l'alcool, en parlant de l'éther, une digression ainsi conçue : « Je crois devoir ajouter ici, qu'après avoir soumis les animaux à l'action comparative de l'alcool et de l'éther, je n'ai jamais pu produire, par l'ébriété alcoolique, l'*engourdissement complet de la sensibilité*, surtout celle des centres nerveux, quoique le plus souvent la dose d'alcool ingéré dans l'estomac, ou respiré à l'état de vapeur, eût été assez considérable pour entraîner la mort. Aussi, tout en admettant de grandes analogies entre l'ivresse alcoolique et l'ivresse éthérée, on ne saurait se refuser à reconnaître que l'influence de l'éther sur l'appareil nerveux sensitif, ne soit bien autrement directe et superficielle que celle de l'alcool. » Nous avouons qu'en face d'une personnalité aussi imposante que celle de M. le professeur Longet, l'hésitation est permise, et pour ne pas accepter entièrement sa manière de voir, on a besoin de rencontrer les assertions très-précises d'Orfila dans son *Traité de Toxicologie* (4e édit., t. II, p. 530), de MM. Aug. Duméril et Demarquay (mém. cité), de Bocker enfin, dont la conclusion est formulée de la manière suivante : « L'alcool diffère du sucre en ce qu'il exerce sur le cerveau une action incontestable ; il diffère du café, en ce que celui-ci paraît modifier les parties antérieures, tandis que l'alcool agirait sur les parties postérieures et inférieures de cet organe » (*loc. cit.*). Si on joint ce dernier passage aux faits observés par M. Flourens, il est impossible de nier l'influence subie par le système nerveux, quand il est mis en contact avec une liqueur spiritueuse. On pourra certainement ne pas admettre une localisation aussi rigoureuse que celle énoncée par Bocker; mais il y a une action évidente, indubitable, sur tout l'ensemble des cellules et des tubes nerveux de l'encéphale : ce qui, du reste, est en parfaite concordance avec les phénomènes de l'ivresse.

Jusqu'ici nous n'avons eu à rapporter que des expériences entreprises sur un seul appareil, tantôt c'était l'appareil respiratoire, tantôt l'appareil nerveux ; mais il était clair qu'on interrogerait un jour une fonction qui prime toutes les autres, celle qui est aussi indispensable que la génération à la perpétuité de l'espèce, nous avons nommé la nutrition. On put ainsi contrôler à nouveau plusieurs phénomènes déjà constatés, et trouver une explication anatomique à certaines lésions propres aux individus adonnés à la boisson.

C'est en étudiant l'agent principal de la nutrition, le sang, le plus noble des liquides, comme l'appelaient les anciens, que MM. Bouchardat et Sandras, dans un premier mémoire, et M. Bouchardat, dans un second, ont avancé les faits qui suivent : «L'alcool, sous l'influence de l'oxygène introduit dans l'économie par la respiration, peut être immédiatement converti en eau et en acide carbonique ; mais dans plusieurs de nos observations, nous avons obtenu un produit intermédiaire à sa combustion, l'acide acétique. L'alcool et les produits qui en dérivent disparaissent rapidement de l'économie» (*Annales de chimie et de physique*, 1847, t. XXI. — Bouchardat et Sandras, *De la Digestion des boissons alcooliques et de leur rôle dans la nutrition*, p. 452).

M. le professeur Bouchardat, étonné de voir la crête d'un coq qui avait avalé de l'alcool, devenir noire de rutilante qu'elle était, voulut connaître la cause de ce changement de couleur. Il remarqua que l'alcool agit sur les globules sanguins, leur fait perdre leur propriété essentielle, celle de fixer l'oxygène, c'est-à-dire que l'alcool tue le sang. Nous avons signalé plus haut des expériences de Schultz et des auteurs du *Compendium de médecine*, tendant à la même démonstration. Voici ce que dit M. le professeur Bouchardat dans son mémoire intitulé : *Action combinée des boissons alcooliques sur les animaux*, et publié dans l'*Annuaire de thérapeutique* de 1847 (p. 274). « C'est sur l'alcool que se porte principalement l'action comburante de l'oxygène, et les globules du sang, privés de l'influence de ce principe vivificateur, ne prennent plus leur couleur vermeille. Ils sont asphyxiés, et si la quantité d'alcool est élevée, l'animal meurt comme si on l'avait plongé dans l'air privé d'oxygène. »

Quelques années plus tard, cette influence fut aussi reconnue par un autre expérimentateur qui, il y a lieu de le penser, n'avait pas eu connaissance de ce qui précède. Au fond de la solitude où il étudiait, il s'occupait seulement à bien voir les faits, à tirer des conséquences légitimes, et comme tous les esprits éminents, il ne toucha pas à une question sans l'épuiser complétement. « L'alcool, dit Bocker, fait perdre à une partie des globules du sang, la propriété de rougir au contact de l'air : il les rend ainsi impropres à la respiration, entrave cette fonction, et entretient une sorte de *mélanose*, qu'on exprime mal en disant avec certains auteurs, qu'il rend le *sang veineux*. » Je ne puis m'empêcher, quoique sortant de mon sujet, de faire remarquer que ces lignes contiennent l'interprétation sinon réelle, au moins très-plausible, de quelques maladies dites des buveurs, les affections organiques du cœur, par exemple. Qui ignore, en effet, la grande solidarité qui unit la respiration à la circulation? Que l'une de ces fonctions soit altérée (c'est ce qui arrive, la respiration est entravée) et l'autre ne sera pas longtemps sans traduire sa souffrance. Qu'en outre le sang soit modifié dans un ou plusieurs de ses éléments, en faudra-t-il davantage pour porter une atteinte profonde aux organes qui tiennent sous leur dépendance toute l'hématose? La réponse ne me paraît pas douteuse. Le cœur évidemment tâchera de rattraper, par l'énergie et la rapidité de ses contractions, ce que le sang manque de gagner par un contact suffisant avec l'oxygène : il luttera contre l'asphyxie, et, comme c'est une loi de l'organisme, que tout organe surexcité pendant une trop longue période, augmente de violence et de force pour se mettre au niveau de l'excès de travail qu'il doit accomplir, le centre circulatoire subira la loi commune, il s'hypertrophiera. Peut-être serait-il possible d'expliquer aussi par l'état des globules les lésions du foie et d'autres organes, mais nous ne voulons pas pousser cette digression plus loin, et nous reprenons l'histoire physiologique de l'alcool.

M. Duchek, en Allemagne, étudiant surtout les transformations chimiques imposées par l'organisme aux boissons spiritueuses, laissa de côté la physiologie proprement dite, et par des expériences nombreuses et précises, inspirées par la théorie de Liebig, tenta de démontrer que l'alcool est un aliment puisqu'il est décomposé totalement, et qu'on retrouve les produits de sa décomposition. Voici ses conclusions : « L'alcool introduit dans le tube digestif traverse les parois des vaisseaux, où il est immédiatement tranformé en aldéhyde ; c'est à l'état d'aldéhyde qu'il arrive avec le sang dans tous les tissus.

« L'aldéhyde introduit dans les veines et dans l'estomac, produit la même ivresse que l'alcool.

« Après l'administration de l'aldéhyde, on trouve dans le sang, des acétates et des oxalates, qui paraissent être le résultat de l'oxydation de l'aldéhyde.

« On trouve en même temps du sucre dans le sang. »

(Prag, *Vierteljah srchrift fur die praktische Heilkunde*, 1853. — Duchek, *Ueber das Verhalten des Alkohols im Thierischen Organismus*. Extrait du livre de MM. Lallemand, Perrin et Duroy, page 17.)

Les faits consignés dans ce travail ont une grande valeur, car ils ont servi de principaux arguments pour défendre la théorie qui eut cours dans la science jusqu'en 1860. On raisonnait ainsi : Une fois ingéré, l'alcool ne reparaît dans aucun produit excrémentitiel : en vain on l'a cherché dans le sang, dans l'air expiré, dans l'urine, on n'a pu le rencontrer nulle part; du moins quelques affirmations contradictoires ne doivent pas arrêter, on peut passer outre. A sa place on a constaté d'une manière certaine, des corps tout à fait analogues à ceux qui naissent de sa décomposition artificielle : ses transformations successives en aldéhyde, en acide acétique, en acide oxalique, en acide carbonique, en eau enfin, ont été suivies les unes après les autres, et sont identiquement semblables à celles qui résultent de son oxydation. Par conséquent, l'alcool doit être rangé parmi les aliments. On sait en effet que les substances végétales hydro-carbonées, telles que le sucre et les matières amylacées, s'unissent promptement à l'oxygène, et se résolvent en eau et en acide carbonique, après avoir donné lieu à un grand dégagement de chaleur : elles prennent ainsi une grande part à la respiration et à la calorification, et sont pour cette raison rangées parmi les aliments respiratoires. Or les boissons spiritueuses, moins la diminution douteuse de température signalée par MM. Aug. Duméril, Demarquay et Perrin, se comportent exactement comme des hydrocarbures; elles en ont toutes les propriétés : la logique et surtout l'expérience conduisent donc à les mettre au nombre des aliments respiratoires. Il va de soi que nous laissons à cette dernière expression son importance purement théorique : car en réalité la distinction entre les aliments plastiques et les aliments respiratoires est souvent renversée : les premiers pouvant remplacer au besoin les seconds, et réciproquement. En conséquence, presque tous les auteurs s'étaient groupés autour de Liebig, qui avait écrit dans ses nouvelles *Lettres sur la Chimie* : « L'alcool occupe un rang distingué comme aliment de respiration. L'ingestion de l'alcool dispense de l'usage des aliments amylacés et sucrés. » (*Nouvelles lettres sur la Chimie*, traduct. de Gerhardt, p. 244, 1852.)

L'alcool est un aliment respiratoire, telle était l'opinion classique semblant assise désormais sur des bases inébranlables. Les expériences étaient trop exactes, faites par des hommes d'un trop grand mérite pour qu'on puisse croire à une interprétation vicieuse des résultats.

Cependant trois physiologistes étudiant plusieurs agents anesthésiques, furent amenés par leurs recherches mêmes à expérimenter l'alcool, et à vérifier la légitimité des déductions acceptées. Ils constatèrent avec étonnement tout le contraire de ce qu'on admettait. Ils furent alors entraînés à pénétrer plus avant dans une question née subsidiairement sous leurs pas. Ils reprirent chaque solution partielle, et au milieu de la quiétude générale. MM. Lallemand, Maurice Perrin et Duroy publièrent, en 1860, sur le rôle de l'alcool et des anesthésiques dans l'organisme, un mémoire qui attaqua de front les idées courantes, les maltraita vigoureusement, en détruisit plusieurs, et rallia bon nombre d'auteurs au nouveau phénomène annoncé, *la non-décomposition de l'alcool dans l'organisme* : c'est-à-dire à la négation de l'action alimentaire de cette substance.

Il fallut assurément une forte conviction pour oser une réforme qui n'était rien moins que radicale. Il fallait avoir par devers soi une grande quantité d'observations très-authentiques pour se heurter résolument à une opinion qui régnait en maîtresse presque absolue, surtout quand au début on n'avait nullement en vue de combattre une théorie qu'on tenait pour vraie. C'est ce que les auteurs disent excellemment dans la préface de leur livre (p. 8): « Ce n'est qu'après de longues hésitations, qu'après des épreuves et des vérifications multipliées, que nous nous sommes décidés à croire à la réalité des résultats auxquels nous étions arrivés sans opinion préconçue, sans parti pris d'opposition avec les idées scientifiques régnantes, car rien n'était plus éloigné de notre pensée que la prétention d'attaquer, même sur un point particulier, une théorie brillante, consacrée par le génie des hommes éminents qui l'ont popularisée dans la science. »

Il est aisé actuellement de comprendre l'énorme retentissement qu'eut la nouvelle découverte; elle fut reçue sans contestation par ceux-ci, elle fut vivement commentée par ceux-là. La critique fut d'autant plus sévère qu'elle s'adressait à une œuvre considérable, et elle ne tarda pas à montrer une grosse lacune, on pourrait dire une grosse erreur.

MM. Lallemand, Maurice Perrin et Duroy confirmèrent, non-seulement l'absorption de l'alcool, mais ils démontrèrent péremptoirement qu'il est expulsé de l'économie, par la peau, par les poumons, par les reins; qu'il s'accumule dans différents organes, surtout dans le foie et dans le cerveau : ils firent avec raison remarquer la signification précieuse de cette donnée pour expliquer la pathogénie de certaines affections, l'alcoolisme par exemple. Enfin, ils établirent solidement que l'esprit de vin agit toujours proportionnellement à la dose administrée. Cette partie de leur travail un peu moins complète peut-être que les précédentes, fut plus tard développée par M. Perrin, et se rattache étroitement aux applications thérapeutiques qui ont motivé cette thèse. Nous aurions dû peut-être résumer tous les développements dans lesquels sont entrés les auteurs, mais c'eût été d'une longueur excessive, et le moindre défaut de cette énumération aurait été celui d'une fastidieuse nomenclature; c'est pourquoi nous donnerons seulement les conclusions qu'il ont tirées de leurs recherches. Il nous semble toutefois nécessaire d'en faire précéder l'énoncé par l'objection unique que nous ferons au travail de ces Messieurs : objection qui suffit amplement, si nous ne nous abusons pas, à condamner leur théorie, comme entachée d'inexactitude et reposant sur des déductions erronées. Notre argumentation sera du reste singulièrement facilitée par des notes manuscrites de M. Mialhe, que M. Gallard a mises à notre disposition avec l'extrême sollicitude dont il nous a toujours comblé; nous saisissons avec empressement l'occasion de lui en témoigner toute notre reconnaissance.

L'alcool, disent MM. Lallemand, Maurice Perrin et Duroy, n'est pas un aliment, car « nous avons recueilli de l'alcool en nature et en quantité notable dans le sang, dans l'encéphale, dans l'urine ; nous en avons trouvé dans tous les tissus, nous en avons constaté son élimination prolongée par différentes voies ; nous avons prouvé par des expériences précises que les transformations successives, admises pour expliquer la destruction de l'alcool dans l'organisme, n'ont pas lieu. En présence de cet ensemble de preuves directes ou indirectes, mais concordantes, nous croyons qu'on doit admettre nécessairement que l'alcool séjourne plus ou moins longtemps, *sans altération*, dans l'organisme, jusqu'à son entière élimination par les poumons, par la peau et par les reins. » Assurément il n'y aurait rien à reprendre à ce passage, si les auteurs avaient mis une simple restriction indiquant qu'ils ne parlaient pas de l'élimination de la totalité, mais d'une fraction quelconque du liquide ingéré. Il nous paraît extraordinaire que, ne reproduisant pas dans son état primitif et dans son poids exact, ils l'avouent eux-mêmes, tout l'alcool avalé, MM. Lallemand, Perrin et Duroy, ne se soient pas aperçus que leur plus importante conclusion allait au delà de la vérité. Sans doute ils ont le droit d'affirmer que l'esprit de vin est éliminé de l'économie tel qu'il y est entré : des expériences rigoureuses démontrent le fait jusqu'à l'évidence, puisque des animaux ont absorbé des liqueurs spiritueuses et qu'on a retrouvé dans le sang, l'alcool en nature. Mais quelle était la quantité de ce liquide expulsée ? Etait-ce un poids égal ou presque égal à celui du liquide introduit ? Les auteurs sont muets sur ce point. Cependant, pour avancer avec certitude que ce corps n'est pas décomposé, il était absolument nécessaire d'examiner s'il existait une différence entre le poids de l'alcool ingéré et le poids de l'alcool exhalé : sinon on peut soutenir qu'une fraction seulement sort indemne du corps. C'était la pierre angulaire de la nouvelle théorie, et l'absence de différence pouvait seule autoriser cette interprétation hardie : l'alcool n'est ni transformé ni détruit dans l'organisme. (Conclusion III, p. 233. *Loc. cit.*) Jusqu'à ce que cette différence soit prouvée (nous verrons qu'elle a été inutilement cherchée dans des travaux ultérieurs) ; on peut croire avec raison qu'une portion du liquide reste intacte et que l'autre est détruite.

Cette hypothèse, du reste, est conforme à la physiologie, et on ne s'expliquerait pas pourquoi les spiritueux ne seraient pas placés sous les mêmes lois que les autres substances. N'est-il pas, en effet, d'observation vulgaire que, si on introduit tout d'un coup dans l'économie une dose de glucose plus forte que celle qu'elle peut détruire, on trouve dans l'urine du sucre non transformé, reconnaissable à tous ses caractères. C'est un diabète passager, éphémère, comparable à l'albuminurie artificielle que M. Cl. Bernard, en France, que Stokvis, en Hollande, que Pavy, en Angleterre, ont déterminé par des injections albumineuses dans les vaisseaux ou dans le tissu cellulaire. Par conséquent, tout en rendant hommage à un mémoire consciencieux, original, intéressant toujours, nous signalons avec regret une faute d'observation et de logique qu'on ne devrait pas rencontrer dans les œuvres d'hommes aussi recommandables que les trois savants susnommés.

Nous ajouterons qu'il nous semble impossible qu'un fluide aussi facilement oxydable que l'esprit de vin, puisqu'à l'air libre il se transforme en acide, ne soit pas modifié par les moyens d'oxydation que possède l'organisme. Nous comprenons très-bien que le chloroforme et l'éther échappent, dans les tissus, à l'action comburante de l'oxygène, parce qu'ils ont résisté à deux agents oxydants énergiques, l'acide sulfurique et le chlore ; mais nous ne pouvons admettre que l'alcool supportera sans changement une action chimique qui décompose des corps beaucoup plus stables que lui. Ce n'est pas tout : de ce que l'on n'a retrouvé à côté de cet hydrocarbure aucun des produits de sa décomposition, peut-on en inférer qu'il n'est pas brûlé? Non assurément, car les sels pourraient non-seulement échapper aux recherches (on sait que les acétates sont transformés en carbonates très-peu de temps après leur entrée dans le sang), mais il se pourrait qu'il fût immédiatement converti en eau et en acide carbonique sans passer par des états intermédiaires. Toutefois cette supposition nous paraît fausse, parce que l'acide carbonique exhalé diminue sous l'influence des alcooliques, tandis qu'il devrait augmenter, si l'hypothèse était juste. Sauf cette réserve, ces arguments, empruntés aux notes de M. Mialhe, nous semblent irrésistibles, et nous croyons qu'on peut dire : Jusqu'à ce que MM. Lallemand, M. Perrin et Duroy aient démontré expérimentalement qu'un poids donné d'alcool introduit dans l'économie peut être retrouvé sensiblement le même après le passage de ce liquide au travers de l'organisme, on est autorisé à croire que l'alcool est un aliment, et qu'il ne remplit pas uniquement le rôle d'un anesthésique.

Nous savons que c'est à une voix plus expérimentée que la nôtre qu'appartient l'éloge ou le blâme, mais nous ne pouvions passer sous silence les *desiderata* d'une théorie qui n'était rien moins que le bouleversement illégitime de toutes les idées reçues. Qu'il nous suffise maintenant de transcrire les résumés de chapitre et les conclusions qui nous concernent.

C. Il se manifeste d'abord (sous l'influence de l'alcool) une excitation générale; la respiration et la circulation sont activées, la température du corps est augmentée : plus tard la respiration et la circulation se ralentissent et la température s'abaisse.

I. Tous les liquides et tous les solides renferment de l'alcool, qu'il est facile de retirer par la distillation ou de doser par la méthode des volumes.

M. L'alcool s'accumule dans le foie et dans la masse cérébro-spinale. La répartition proportionnelle de l'alcool dans les principales parties de l'organisme est représentée, en moyenne, d'après nos expériences, par les chiffres suivants :

Sang.	1
Matière cérébrale. . . .	1,34
Parenchyme hépatique.	1,48

Les tissus musculaire, cellulaire, etc., retiennent une proportion d'alcool très-inférieure à celle qui se trouve dans le sang.

O. L'alcool injecté dans les veines se répand dans tous les tissus; mais il s'accumule dans le cerveau en proportion plus considérable que dans le foie, contrairement à ce qui a lieu quand il est administré par l'estomac. Cette proportion nouvelle est indiquée par les chiffres suivants :

Sang.	1
Matière cérébrale.	3
Foie	1,75

Q. Après l'ingestion d'une faible dose d'alcool (20 à 30 gr. d'eau-de-vie), le sang renferme pendant plusieurs heures de l'alcool, dont la présence est signalée par les réactifs.

R. Pendant la vie et après la mort, on ne trouve dans le sang et dans les tissus aucun des dérivés oxygénés de l'alcool, tels que l'aldéhyde, l'acide acétique, etc. (1).

S. L'estomac seul contient une petite quantité d'acide acétique, formé aux dépens d'une fraction de l'alcool ingéré, en présence du suc gastrique qui agit, dans ce cas, comme ferment.

T. L'alcool est rejeté de l'économie par diverses voies d'élimination : par les poumons, par la peau et par les reins. Il est facile de retirer de l'alcool en quantité notable par la distillation de l'urine.

U. Ces voies d'élimination rejettent de l'alcool, non-seulement après l'ingestion d'une quantité considérable de ce corps, mais encore après l'ingestion des plus petites doses de liqueurs alcooliques.

---

(1) Pour reconnaître la présence de l'alcool, MM. Lallemand, Perrin et Duroy employaient une dissolution de bichromate de potasse dans l'acide sulfurique (30 gr. d'acide pour 20 centig. de bichromate). Ce réactif excessivement sensible prend une belle couleur verte au contact des vapeurs alcooliques. Pour l'aldéhyde ils se servaient d'une solution ammoniacale de nitrate d'argent qui laisse précipiter une couche d'argent métallique en présence de l'aldéhyde. Pour les acétates ils les recherchaient avec les réactifs classiques.

V. L'élimination de l'alcool dure plusieurs heures même après une ingestion très-modérée. L'élimination se continue par les reins, plus longtemps que par les surfaces cutanée et pulmonaire.

Y. Après l'ingestion de l'alcool on ne trouve d'aldéhyde ni dans l'urine, ni dans les produits de l'exhalation pulmonaire.

Excitation générale : diffusion dans tous les liquides organiques : accumulation dans le foie et dans le système cérébro-spinal : possibilité de retrouver l'alcool après une ingestion modérée : transformation d'une faible partie de ce liquide en acide acétique dans l'estomac par fermentation : expulsion par les diverses voies d'élimination pendant plusieurs heures, même après l'introduction d'une faible dose, telles sont les diverses propriétés des boissons spiritueuses, sauf les réserves faites plus haut : elles sont indubitables : les expériences sont à l'abri du plus léger reproche. Voici les déductions qu'elles ont autorisées (*loc. cit.* 233) :

1° L'alcool n'est pas un aliment.

2° L'alcool est un modificateur spécial du système nerveux. Il agit à *faible dose* comme *excitant* : à dose élevée comme stupéfiant.

3° L'alcool n'est ni transformé ni détruit dans l'organisme.

4° L'alcool s'accumule par une sorte d'affinité élective dans le cerveau et dans le foie.

5° L'alcool est éliminé de l'organisme en totalité et en nature.

Les voies d'élimination sont : les poumons, la peau, et surtout les reins.

Appuyées sur une expérimentation ingénieuse, sur des recherches multipliées, ces conclusions paraissaient légitimes, et trop facilement peut-être, elles prirent un rang prépondérant dans le monde médical. Cependant la réaction se fit bientôt sentir, et quelques esprits curieux voulurent vérifier par eux-mêmes, ce qu'on avait jusqu'alors accepté comme expression de la vérité. Grande, on le conçoit, fut la surprise des physiologistes quand ils virent que le résultat obtenu par MM. Lallemand, Perrin et Duroy, c'est-à-dire la non-décomposition de l'esprit de vin, était très-loin d'être démontré : Dès lors, il fut facile de prédire qu'un jour succombant sous les coups qui lui étaient portés, la théorie ne tarderait pas à chanceler, puis à disparaître. Elle doit être en effet abandonnée définitivement : on ne doit plus croire que l'alcool n'est pas un aliment, il a une propriété qui au contraire l'en rapproche.

Parmi les auteurs qui s'élevèrent contre la nouvelle opinion, le premier dont il faille faire mention est M. Edmond Baudot. Il publia dans *l'Union médicale* de 1863 (t. XX, p. 273, 357, 374, 390), une série d'articles sur l'alcool. Ce que MM. Lallemand, Perrin et Duroy avaient omis de faire : constater la quantité d'alcool ingérée et la quantité expulsée ; M. Baudot en a tenu une note très-exacte, et il a reconnu que c'était une très-petite partie de la dose introduite dans l'estomac, dont on pouvait démontrer l'expulsion ; qu'il n'était pas toujours possible de le faire ; qu'en tout cas ce n'était qu'après avoir avalé un poids assez grand de liquide.

Vingt-trois expériences rapportées en détail, prouvent ces faits ; et après les avoir lues, la conviction devient inébranlable. Nous donnerons seulement les conclusions de M. Baudot, sans nous occuper des critiques qu'il adresse au mémoire des trois expérimentateurs nommés ci-dessus : elles feraient double emploi avec celles que nous avons déjà énoncées.

1° L'alcool, ingéré en quantité modérée et sous la forme de vin, de kirsch, de rhum ou d'eau-de-vie de vin, n'est pas éliminé par les urines.

2° On peut cependant, dans certains cas, en retrouver dans ce liquide des traces inappréciables.

3° Dans d'autres cas exceptionnels, on en trouve une quantité appréciable, mais toujours très-petite par rapport à celle ingérée.

4° L'alcoomètre, convenablement employé, est parfaitement propre à déceler de très-petites quantités d'alcool.

5° La solution de bichromate de potasse dans l'acide sulfurique (0 g. 10 pour 30 g.) est une liqueur excessivement sensible, beaucoup plus qu'il n'est besoin dans des recherches de cette nature.

6° Enfin il est permis de croire que l'alcool est détruit dans l'organisme, et qu'il y remplit le rôle d'aliment respiratoire que lui avait assigné Liebig.

En parfaite contradiction avec l'opinion de MM. Lallemand,

Perrin et Duroy, les résultats de M. Ed. Baudot furent une première revendication en faveur de l'ancienne théorie : ce ne fut pas la seule.

En Allemagne, parut en 1866 dans les *Archives d'Heilkunde*, un mémoire d'Hugo Schulinus, élaboré à Dorpat sous les yeux du professeur Buchheim, mémoire qui offre toute garantie de savoir et qui acquiert aussi une grande valeur par le soin que l'auteur met à compter la quantité d'alcool ingérée et la quantité expulsée. On ne saurait trop le répeter, que là est le défaut du travail des trois auteurs français, et M. Gallard, un des premiers, l'avait très-bien remarqué dans l'analyse qu'il publia à cette occasion en 1861, dans *l'Union médicale* (t. X, p. 170) : « Il faut reconnaître, dit-il, qu'il n'a pas été possible de représenter la totalité de l'alcool ingéré : on peut donc objecter qu'une minime portion seulement échappe à l'oxydation intra-vasculaire, tandis que la majeure partie est comburée : et que, si on ne retrouve pas les produits intermédiaires de cette oxygénation, c'est à cause de leur peu de fixité, et parce qu'il est possible que l'alcool soit immédiatement transformé en eau et en acide carbonique. » Du reste l'auteur allemand admet la distribution uniforme de l'alcool dans l'organisme : mais contrairement à nos compatriotes, il croit que c'est dans le sang surtout que l'alcool s'accumule, et non dans le foie ou le système nerveux, suivant la voie d'introduction ; que le liquide subit l'action de l'oxygène dans l'organisme : enfin que la quantité expulsée au dehors est presque insignifiante, comparativement à la quantité avalée. Voici comment sont formulées les conclusions d'Hugo Schulinus (1).

1° La distribution de l'alcool dans l'organisme est uniforme.

2° Le sang contient toujours plus d'alcool proportionnellement qu'aucun autre organe.

3° L'alcool est en grande partie décomposé dans l'organisme ;

4° La quantité d'alcool excrété sous forme invariable par les

---

(1) Que M. Jaccoud veuille bien recevoir l'expression de toute ma gratitude pour la bonté qu'il a eue de me prêter les *Archives* d'Heilkunde : qu'il me permette aussi de le remercier des bienveillants avis qu'il m'a toujours donnés.

reins, les poumons et la peau, est toujours très-minime, proportionnellement à celle qui a été absorbée.

En nous plaçant au point de vue purement chimique de l'auteur, nous ne pouvons refuser à ses expériences une grande valeur : et, si nous cherchons à en faire l'application à la physiologie, il est évident qu'elles démontrent péremptoirement que l'alcool se comporte dans l'organisme comme un véritable aliment. Nous croyons donc pouvoir considérer avec raison Hugo Schulinus comme partisan de l'ancienne théorie.

Entre les deux travaux que je viens de résumer, doit prendre place celui de Thomas Inman, de Liverpool, publié dans le *British medical journal* (octobre 1862) et analysé dans *The Ranking's Abstr.* (vol. 37, janv.-juin 1863, p. 312). Après avoir admis que chez les mammifères les glandes salivaires, le foie, les poumons, forment un appareil qui, en présence de l'air et de l'eau, change en alcool tout aliment, surtout les farineux et les matières sucrées, il avance sans en donner la preuve: que ce liquide n'est éliminé qu'en faible quantité par la respiration, et passe presque tout entier dans les tissus; puis rapprochant les diverses propriétés de l'alimentation solide de celles des alcooliques, il conclut que l'alcool est *un aliment*, et n'agit pas simplement comme un stimulant. Jointes aux recherches précédentes, celles-ci confirment une fois de plus que le principe spiritueux des boissons fermentées subit dans l'organisme une transformation peu connue assurément, mais incontestable, et qu'il est un aliment.

Toutefois nous devons dire qu'aujourd'hui on accorde à l'esprit-de vin une propriété tout à fait différente de celle qu'on lui accordait jadis. On disait avec Liebig (*loc. cit.*) : « L'eau-de-vie, par son action sur les nerfs, permet à l'ouvrier qui ne peut se procurer la quantité d'aliments nécessaires à son entretien, de *réparer aux dépens de son corps* la force qui lui manque : de dépenser aujourd'hui la force qui, dans l'ordre naturel des choses, ne devrait s'employer que demain. C'est comme une lettre de change tirée sur sa santé, et qu'il lui faut toujours renouveler, ne pouvant l'acquitter faute de ressources. Il consomme son capital au lieu des intérêts : de là inévitablement la banqueroute de son corps. »

Actuellement il est prouvé que les produits d'excrétion, et surtout l'acide carbonique, sont diminués par les alcooliques. Or c'est du mouvement incessant de destruction et de rénovation de l'organisme, que viennent les excreta. Il est donc sage d'attribuer à l'alcool un pouvoir antidéperditeur : loin d'amener la banqueroute, il l'empêche. Nous reviendrons sur cette action des spiritueux, admise de plus en plus par les auteurs, après avoir rappelé les travaux qui terminent l'histoire physiologique des liqueurs spiritueuses.

Sans parler de Todd, d'Anstie, de Murchison, de Gairdner, dont les idées touchent plutôt à la pathologie qu'à la physiologie, nous citerons Edward Smith, dont le travail inséré dans *The Journal of the society of Arts* (18 janv. 1862) fut analysé dans *The Ranking's Abstracts* (vol. 35, janv.-juin 1862, p. 343). Il tend à prouver une influence immédiate de l'esprit de vin sur le cœur, une diminution de la chaleur, du carbone et de l'azote; mais l'auteur refuse aux liqueurs alcooliques toute propriété alimentaire : selon lui elles troublent l'assimilation en affamant l'économie au lieu de la soutenir. Il prend pour témoignage l'abaissement du chiffre de l'urée. C'est une manière d'interpréter les faits qu'on peut défendre, seulement il faut faire voir expérimentalement qu'il en est ainsi : il accepte, en outre, sans donner plus de raisons, que l'action de la salive sur les substances amylacées est ralentie. Quant au système nerveux, il avance qu'on n'a pas constaté sa sensibilité à l'alcool. Au surplus, voici les conclusions du mémoire, extraites de la *Gazette médicale* (1862, p. 328) :

1° L'action du cœur est renforcée.

2° Il y a diminution de l'activité de la peau, de la perte de chaleur, du besoin pour les aliments, des transformations vitales, et par contre augmentation de la sensation de chaleur.

3° Il est probable que l'alcool n'est pas transformé dans l'organisme : que par suite il n'augmente pas la production de calorique par une action chimique, mais bien d'une manière directe, en augmentant temporairement les actes vitaux. Ce résultat n'est pas la conséquence de son influence sur la respiration.

4° L'alcool restreint l'alimentation, il diminue l'excrétion de l'eau, et conséquemment l'excrétion de l'urée. Si réellement il faisait baisser le déchet musculaire, ce qui n'est pas démontré, ce ne pourrait être qu'en diminuant l'action vitale. En ralentissant l'action de la salive, il retarde la digestion des aliments amylacés. La diminution dans l'élimination de l'urée est en partie la conséquence d'une élimination moins active de l'eau par les reins.

5° L'alcool diminue l'énergie musculaire et certaines sécrétions.

6° Il n'est pas démontré qu'il active les fonctions du système nerveux, à moins qu'on ne range dans cet ordre de faits la gaieté qu'il engendre, et son influence sur le cœur. Il semble bien plutôt qu'il modifie les fonctions nerveuses dans un sens opposé, si on en juge par les effets qu'il produit du côté de l'intelligence et des centres nerveux.

Aux opinions originales de l'auteur précédent, on peut opposer les expériences du Dr Marcet (*Medical Times and Gazette*, 1860, t. II. Analyse *in Ranking's Abstr.*, vol. 35, janv.-juin 1862, p. 306). Ces expériences, faites sur le système nerveux des grenouilles, ont une valeur incontestable; mais elles ne démontrent pas irrévocablement que, sans l'absorption et uniquement par l'intermédiaire des nerfs, l'alcool exerce son influence sur le système nerveux central. Or la vérification de cette hypothèse était le but que poursuivait le Dr Marcet. Il faut, jusqu'à plus ample informé, constater comme curieux les phénomènes qu'il a déterminés en immergeant dans l'esprit de vin une portion du sciatique, isolé des parties voisines; il s'en autorise pour émettre les conclusions qui suivent :

1° L'alcool est absorbé et va agir sur les centres nerveux, principalement mais non exclusivement par l'intermédiaire de la circulation.

2° L'alcool exerce une action légère mais non douteuse, sur les centres nerveux par l'intermédiaire des nerfs, indépendamment de la circulation.

3° L'influence transmise par les nerfs peut être de deux sortes :

A. Donner naissance à un choc (1).

B. Hâter la mort.

Comme nous l'avons dit plus haut, ces faits sont insuffisants pour admettre avec Orfila et Brodie que l'ivresse est due seulement à une influence exercée par l'esprit de vin sur les extrémités terminales des nerfs : nous n'insisterons pas davantage, et nous croyons sage, dans l'état actuel de la science, de ne pas décider entre le Dr Edward Smith et le Dr Marcet de quel côté est la vérité. Laissons à l'avenir le soin de féconder les résultats obtenus.

En 1864, dans un mémoire publié dans les Comptes-rendus de l'Académie des Sciences, M. Perrin a consigné des recherches qui sont jusqu'ici les seules données que nous possédions sur l'action des boissons alcooliques ingérées à petites doses. Elles font toucher du doigt l'influence énergique de l'esprit de vin, quelle qu'en soit la quantité, sur le volume de l'acide carbonique expulsé par la respiration; et il nous semble qu'on est par suite en droit de conclure à une action thérapeutique efficace.

Voici le résumé des expériences :

Voulant se mettre autant que possible à l'abri des nombreuses causes d'erreur qui entourent une expérimentation longue, complexe et délicate, M. Perrin s'est pris lui-même pour sujet d'étude Les boissons employées étaient le vin et la bière, ingérées à doses modérées au repas du matin qu'il faisait toujours à la même heure, et composé approximativement de la même quantité d'aliments mixtes. Les analyses étaient pratiquées pendant un intervalle de cinq heures après le déjeuner. Le temps consacré aux expériences fut partagé en petites séries de deux jours. Dans chaque série un jour était réservé au régime alcoolique et l'autre au régime aquatique. Enfin le dosage de l'acide carbonique et de l'urée fut choisi pour indice des modifications déterminées par l'esprit de vin : les

(1) D'après M. Perrin, les Anglais désignent par le mot *choc* cette sorte de commotion avec suspension des fonctions nerveuses, qui se produit sous l'influence d'un trouble violent et surtout imprévu, survenu dans l'exercice des grandes fonctions. (*Dictionn. encyclop. des sciences méd.*, t. II, p. 590.)

quantités de ces deux corps représentant en effet d'une manière assez rigoureuse les variations de l'évolution nutritive des organes.

Dans six séries expérimentales, le vin rouge a 9 0/0 d'alcool, avait été la boisson employée : dans deux autres séries ce fut le vin blanc à 6 0/0 d'alcool. Dans ces huit séries, l'acide carbonique diminua très-notablement par l'usage du vin, et cette diminution établie pour la durée de l'expérience, correspond aux chiffres suivants:

1re série	comparative. . . .		52,000,	soit	20,03	pour 100.
2e —	—	. . . .	13,600	»	5,61	—
3e —	—	. . . .	53,300	»	21,56	—
4e —	—	. . . .	52,300	»	20,66	—
5e —	—	. . . .	42,700	»	16,89	—
6e —	—	. . . .	22,100	»	8,92	—
			29,700	»	11,43	—
7e —	—	. . .	58,300	»	22,44	—
			49,600	»	19,09	—
8e —	—	. . . .	40,180	»	17,71	—

Pour le détail de chacune de ces séries, nous renvoyons le lecteur au *Dictionnaire encyclopédique des sciences médicales*, article *Alcool* (p. 586) : c'est là que nous avons copié le tableau précédent.

Quelle que soit la boisson spiritueuse ingérée, le résultat fut toujours le même, diminution de l'acide carbonique exhalé. Cette uniformité permettait naturellement d'admettre que cette diminution devait être attribuée à l'esprit de vin ; cependant pour enlever tous les doutes, M. Perrin fit une contre-épreuve en buvant 90 gr. d'alcool étendu et marquant 45° à l'alcoomètre de Gay-Lussac. Le chiffre qui représentait l'acide carbonique fut 3,95 : c'est-à-dire qu'il y eut une différence en moins de 2,06 0/0 sur le plus faible rendement constaté précédemment, sur celui de la deuxième série où il avait été de 5.6 10/0. Il faut donc croire que l'alcool exerce une action réelle et énergique sur l'expiration de l'acide carbonique : elle serait à son maximum trois heures environ après l'ingestion : deux heures plus tard elle paraît épuisée.

Voyons maintenant ce qu'a produit le dosage de l'urée.

Dans dix expériences comparatives, M. Perrin a noté la quantité de ce corps contenue dans les urines rendues en vingt-quatre heures. Il trouva que la composition urinaire n'était pas sensiblement modifiée, mais que la totalité de l'urine expulsée en un jour et en une nuit était augmentée; par conséquent il y a rigoureusement une légère élévation du poids de l'urée. Bocker et Hammond, comme on se le rappelle, soutiennent au contraire qu'il y a sous l'influence de l'esprit-de-vin un ralentissement dans l'expulsion des sels fixes et de l'urée. C'est aux physiologistes qu'il appartient de prononcer entre des auteurs aussi recommandables que Bocker, Hammond et M. Perrin : néanmoins nous serions porté à nous ranger du côté des deux premiers, parce qu'il nous paraît malaisé de supposer que l'alcool agisse sur l'acide carbonique exclusivement, si l'urée et l'acide carbonique sont les transformations finales du mouvement organique de la nutrition.

Les boissons spiritueuses ont sur le parenchyme rénal une action beaucoup moins problématique que sur la sécrétion urique. Que l'alcool existe ou n'existe pas dans l'urine, qu'il augmente ou qu'il n'augmente pas la proportion d'urée; il n'en est pas moins vrai, comme le dit M. Perrin, qu'on a vu une hyperémie très-vive des reins à la suite d'ingestions alcooliques. Ce fait réuni à ceux de M. Voisin et de MM. Hérard et Lancereaux sur l'albuminurie causée par des libations trop copieuses, jette un peu de clarté sur l'obscure question des modifications urinaires provoquées par l'esprit-de-vin.

Ici s'arrête l'histoire physiologique de l'alcool : histoire très-incomplète et pleine encore de ténèbres, mais qui néanmoins a mis au jour quelques notions indubitables qu'on a pu prendre pour base d'une interprétation, selon nous plus vraie que celle de Liebig, des phénomènes dus aux spiritueux. Avant MM. Lallemand, Perrin et Duroy, on croyait que l'esprit-de-vin était un aliment : après la publication de leur travail on abandonna cette opinion : aujourd'hui on commence à admettre que l'alcool diminue la dépense de l'organisme, qu'il est un *anti-déperditeur*.

Cette propriété est évidente dans certaines circonstances : souvent il arrive, par des causes multiples, que l'alimentation solide devienne insuffisante, impossible même ; cependant la nutrition continue fatalement son œuvre de composition et de décomposition ; alors faisant baisser la quantité des excreta, évolution ultime d'un travail nécessaire, ralentissant la combustion intra-vasculaire, surexcitant le système nerveux, permettant enfin à l'économie de vivre moins sur sa propre substance pour se soutenir, l'alcool s'opposera à un déchet considérable; il pourra remplacer les aliments sans en être un, ainsi qu'on le voit chez les buveurs émérites, généralement très-petits mangeurs : il ne sera pas le combustible qui augmente la chaleur, mais le corps qui s'oppose à la perte du calorique : il remplira donc un rôle essentiellement anti-déperditeur. C'est ce que Bocker exprimait par cette phrase : « Il empêche (l'alcool), en quelque sorte, la dénutrition d'aller aussi vite » (*loc. cit.*).

Nous savons bien que la théorie que nous venons d'exposer, base fondamentale d'une médication importante, laisse de côté des résultats excessivement importants, tels que la transformation possible de l'esprit de vin en adelhyde, en acide acétique, etc.; l'action non douteuse sur les globules sanguins, ces grands bienfaiteurs du corps, ces travailleurs laborieux comme les appellent Virchow : action qui se rapproche peut-être de celle qu'exerce l'oxide de carbone sur les mêmes organes; mais il en faut chercher le motif dans l'exiguité de nos connaissances; l'esprit préfère expliquer imparfaitement les phénomènes qu'il contemple plutôt que d'en rester le spectateur muet, et pour terminer nous ne saurions mieux faire que d'emprunter à M. Perrin quelques lignes de son article (*loc. cit.*, p. 588) : « Comme l'analyse ne révèle dans le sang, après que l'on a fait usage de l'alcool, ni produit intermédiaire de transformation, tels que l'aldehyde, l'acide acétique; ni excès de sels carbonatés, ni combinaison spéciale, dont la présence pourrait expliquer jusqu'à un certain point, par une sorte d'aberration dans le travail d'oxydation organique, la fixation de l'oxygène et la diminution de l'exhalation de l'acide carbonique, il demeure établi que l'usage des boissons alcooliques, par cela même qu'il diminue la quantité d'acide carbonique exhalé, ralentit dans la même mesure l'activité de l'oxydation intra-vasculaire, et par conséquent la production de la chaleur animale; c'est ainsi que ces boissons exercent une action très-active quoiqu'indirecte, sur la nutrition, non en *augmentant la recette, mais en faisant diminuer la dépense.* »

DE L'EMPLOI THÉRAPEUTIQUE DE L'ALCOOL.

Au temps où la doctrine de l'inflammation dominait sur la médecine, on n'aurait pas impunément préconisé dans les maladies l'usage des alcooliques ; ceux-ci étaient regardés par Broussais et son école comme des médicaments *incendiaires*. Cependant, en jetant un regard dans le passé, le professeur du Val-de-Grâce aurait vu que les propriétés séduisantes du vin avaient été non-seulement chantées par les poëtes, mais qu'elles avaient été utilisées aussi par les médecins. Ce liquide, figure en effet, dans l'arsenal thérapeutique, transmis par les ouvrages les plus anciennement connus. Hippocrate, Galien, Paul d'Egine, Rhazès, Guy de Chauliac, Ambroise Paré, Dionis, J.-L. Petit, pour ne citer que les principaux auteurs, s'en servirent fréquemment à l'extérieur et à l'intérieur. Dans l'excellente thèse de mon collègue De Gaulejac, on peut suivre l'intéressant historique de la médication alcoolique au point de vue chirurgical. On y lira que les chirurgiens presque unanimes sur son efficacité ne le furent pas toujours sur son application. Ainsi, Guy de Chauliac, suivant les préceptes de Guillaume de Salicet et de Lanfranc, prescrivait le vin avec modération, et dans son livre, il s'élève contre Théodore et Henric de Paris, ordonnant aux blessés une diète vineuse en abondance et très-chaude : « Je suis esbahy de Henric, dit-il, qui fut nourri à Paris entre philosophes de l'avoir suivi (Théodore) en cela. » (Guy de Chauliac, *Chirurgie*, p. 227). Néanmoins, la conduite de ces deux chirurgiens eut et a encore en Angleterre de nombreux partisans.

Vers la même époque et plus tard, Mathiole, Fonseca, Screta, Sachsuis, Van-Helmont, Wolff, Hoffmann, Albrecht, Lanzoni essayèrent plus largement qu'on ne l'avait fait jusqu'à eux, l'esprit de vin dans les maladies internes, et vantèrent l'emploi de ce liquide. Toutefois, les abus que l'intempérance fit des boissons spiritueuses, les accidents qui en résultèrent, restreignirent l'enthousiasme, et on ne fut pas éloigné de croire que la panacée universelle, baptisée du nom significatif d'*eau-de-vie*, n'était qu'un agent de destruction, qu'une *eau de mort*. On usa de l'alcool avec plus de timidité qu'auparavant, on le réserva pour les cas désespérés, et il devint pour ainsi dire un médicament *in extremis*. Aujourd'hui, des connaissances plus étendues permettent de considérer les choses sous leur véritable aspect, et de remettre ce produit au rang qu'il n'aurait pas dû perdre ; personne n'ignore le secours précieux qu'il peut prêter dans les hémorrhagies abondantes, dans l'empoisonnement arsenical, dans les morsures venimeuses, dans le choléra, dans le tétanos, dans les fièvres intermittentes ; le remarquable article de M. le professeur Behier, dans le *Dictionnaire encyclopédique* (t. II, p. 592), en donne une description détaillée ; nous y renvoyons.

Les spiritueux prescrits depuis longtemps dans les maladies aiguës ou fébriles, le furent toujours sans règle fixe, sans idée préconçue, sans hardiesse. Depuis peu d'années seulement, on a formulé leur emploi. Deux méthodes, partant de la même hypothèse, combattent les phlegmasies ou les pyrexies par des moyens capables de soutenir l'individu : l'une accorde un rôle secondaire, l'autre un rôle principal à l'esprit-de-vin. Nous allons les décrire successivement.

Benett d'Édimbourg, professe que les forces de l'organisme, étant chargées de favoriser l'évolution physiologique de la maladie, doivent être soutenues. Le meilleur moyen, selon lui, pour y arriver, est de nourrir les malades ; c'est pour cela qu'il rend l'alimentation aussi substantielle que les cas l'exigent : il fait prendre du lait, du thé de bœuf (1) ; puis, le pouls diminuant, il donne de la viande rôtie, et, pour provoquer la nutrition, quand elle n'existe

(1) Le thé de bœuf est une infusion de viande crue. On prend une livre de faux filet qu'on hache menu : on jette dessus 1 litre d'eau bouillante ; on passe plus tard, et on fait boire l'infusion par tasses, chaude ou froide, à volonté. (Topinard, *loc. cit.*)

pas, ou la réveiller quand elle languit, il ajoute une petite quantité de vin, 100 à 200 grammes comme excitant local, comme condiment. Pour lui, l'alcool n'est pas un aliment ; il aide à l'assimilation, et, ainsi que le disait Gairdner, dans une leçon analysée dans l'*Edinburg medical Journal* (*February* 1866). « Les spiritueux doivent toujours être donnés à doses modérées : non pas à titre d'aliments, mais dans le but de favoriser l'alimentation par les moyens ordinaires. »

Par cette méthode, appelée *méthode des toniques*, et appliquée surtout dans l'inflammation franche du poumon, l'auteur obtint cent vingt-cinq guérisons sur cent vingt-neuf pneumonies simples ou doubles. C'est un succès qui ne paraît pas exagéré, quand on sait qu'en Angleterre, un élève, dans chaque hôpital, est chargé de tenir un registre sur lequel est consignée l'histoire complète de chaque affection (P. Topinard, *Gaz. hop.*, n° 83, juillet 1866). L'influence curative de la nutrition ne peut donc être mise en doute ; dans cette médication, c'est elle qui est l'agent le plus actif, le vin est un accessoire.

Toute différente est la méthode qui a été suivie chez tous les malades dont on trouvera plus loin les observations. Comme la précédente dont on a voulu à tort la faire dériver, elle s'appuie sur l'évolution naturelle de la maladie, et sur les fonctions des forces vitales : mais, admettant que l'alcool est un aliment, c'est ce liquide, au lieu de l'alimentation, qu'elle fait intervenir pour soutenir l'organisme. Elle fut imaginée par un médecin du King's College Hospital, le Dr Bentley Todd, dont le nom jouit de l'autre côté du détroit, d'une juste célébrité. Grâce à l'extrême libéralité de notre bien aimé maître, M. le professeur Béhier, nous avons pu puiser largement dans les documents précieux qu'il possède sur la médication alcoolique : nous le prions de vouloir bien recevoir ici nos sincères remerciements.

Il y a quelques années le Dr Todd avouait à ses auditeurs, dans une leçon clinique, que le traitement qu'il opposait aux affections aigues, devait paraître *hétérodoxe*, et s'éloignait complètement de celui de ses collègues. Nous croyons qu'en France beaucoup de médecins partageront cet avis et accepteront peu volontiers une médication qui ne rentre pas dans les théories classiques : cependant, qu'ils prennent garde. Ce n'est pas fortuitement et sans but que Todd appliqua sa thérapeutique : sa découverte n'est pas due au hasard. C'est par une méditation soutenue, c'est par une expérimentation longue et attentive qu'il fut convaincu de l'utilité des alcooliques, et il n'hésita pas à ouvrir la main qui contenait une vérité.

Disons-le hautement, la science ne connaît pas les frivoles rivalités nationales : quand une idée se présente sous un patronage sérieux, elle demande un examen impartial ; d'où qu'elle vienne, si elle est juste, il faut lui donner droit de cité dans notre pays. C'est pourquoi nous avons tenté de vulgariser une vue de l'esprit, dont la logique nous a séduit, mais qui, nous l'avouons, a besoin, pour devenir une réalité, de la sanction expérimentale. Elle est résumée dans les quatre propositions suivantes :

1° L'idée si longtemps dominante dans les écoles, à savoir qu'une maladie aiguë peut être prévenue ou guérie par des moyens qui dépriment et réduisent les forces vitales et nerveuses, est tout à fait trompeuse.

2° Une maladie aiguë ne peut être guérie par l'influence directe d'aucune forme de médicament, ou par aucun agent thérapeutique connu, sauf le cas où ceux-ci sont capables d'agir comme un antidote, ou de neutraliser un poison dont la présence, dans l'économie, produit la maladie (*materies morbi*).

3° La maladie guérit par une évolution naturelle pour le développement complet de laquelle le pouvoir vital doit être soutenu. Les remèdes, soit sous forme de médicaments exerçant une action physiologique spéciale sur l'économie, soit sous toute autre forme, ne sont utiles qu'autant qu'ils peuvent exciter, assister ou provoquer cette évolution naturelle curative.

4° Le but du médecin (après avoir étudié soigneusement l'histoire clinique de la maladie, et s'être rendu maître du diagnostic) doit être de rechercher minutieusement la nature intime de ces processus curateurs, leur physiologie, pour ainsi dire ; de découvrir les meilleurs moyens de les favoriser, de rechercher des antidotes pour les poisons morbides, et de déterminer les méthodes les meilleures et les plus convenables pour soutenir la force vitale (*Clinical lectures on certain acute diseases;* Lond., 1860).

Qu'on repousse l'hypothèse de l'évolution naturelle de la maladie, amenant l'élimination du *materies morbi*, et l'action dépressive exercée sur les forces vitales, nous y consentons, quoique la marche de la convalescence, si souvent hâtée par les toniques, nous semble militer beaucoup en faveur de cette interprétation ; mais on ne peut nier qu'en donnant à l'organisme une valeur prépondérante dans le processus pathologique, elle ne repose sur une saine observation. N'arrive-t-il pas journellement de rencontrer la nécessité de soutenir l'individu? de relever l'état général dont les améliorations successives retentissent favorablement sur l'état local? Todd ne dit pas autre chose, seulement il a admis que cette indication, qu'on a toujours remplie en administrant l'esprit de vin sous des formes variées, est plus fréquente qu'on ne le supposait, car toutes les maladies aiguës tendent, selon lui, à déprimer l'économie : « Dans la pneumonie, dit-il, il faut, pour que le malade guérisse, que les cellules pulmonaires reprennent leur perméabilité par la résorption de la lymphe plastique épanchée. Or on ignore complétement par quel procédé la nature fait disparaître ce produit inflammatoire, et aucun médicament ne peut atteindre ce but par une action directe sur l'économie. Dans l'accomplissement de ces changements, il y a en quelque sorte une dépense considérable de force nerveuse et de sang; c'est pourquoi nous devons fournir à l'économie un genre de nourriture qui soit à la fois d'une assimilation facile et capable de soutenir la force nerveuse et de maintenir la chaleur animale. » (*Clinical lectures by Robert Bentley Todd*; London, 1861, 2e édition, leçon XVI, p. 325.)

Kaltenbrunner avait déjà formulé la même opinion, en avançant que l'économie avait besoin d'une certaine somme de force et de résistance pour résoudre une phlegmasie. Bocker, admettant avec son maître Schultz un double mouvement de destruction et de rénovation de l'organisme, disait de son côté : « Que ce double travail soit troublé, il y a maladie déclarée. Donc, pour arriver à la notion essentielle de chaque maladie, il faut rechercher jusqu'à quel degré l'une ou l'autre des deux actions vitales est en excès ou en défaut; et ce problème une fois résolu, il faut, parmi les médicaments, découvrir celui qui fera rentrer l'activité dans ses limites ou qui ramènera l'inertie. Le médicament intervient donc pour soutenir l'organisme dans un travail qu'il tentait de lui-même sans pouvoir l'exécuter. » (*Loc. cit.*)

Empêcher l'organisme de succomber sous l'effort qu'il doit produire pour obtenir la guérison, doit donc être la constante préoccupation du médecin. L'indication étant trouvée, il restait à y satisfaire.

Volatil, aisément oxydable, stimulant et antidéperditeur, déterminant dans la température du corps une diminution douteuse, l'alcool était le seul médicament qui pût être *à la fois d'une assimilation facile, et capable de soutenir la force nerveuse et de maintenir la chaleur animale.* Todd l'adopta. Pour l'administrer, il choisit l'eau-de-vie et fractionna les doses, frappé qu'il était des résultats dissemblables obtenus avec la même quantité de certaines substances, l'opium, le mercure, l'arsenic, donnée en une ou plusieurs fois. Il tenait pour indubitable que les phénomènes produits sont différents, si deux individus boivent chacun 2 litres de vin, l'un en une ou deux heures, l'autre à petits coups espacés dans la journée. Le premier pourra présenter des signes d'enivrement, tandis que le second n'éprouvera qu'un leger trouble général. Francis Anstie exprimait la même idée en disant : « Le chimiste et le mathématicien savent par leurs études qu'un produit peut varier entièrement, suivant la quantité proportionnelle des facteurs, et qu'en négligeant la dose des éléments employés, on obtient toujours des résultats inattendus. J'affirme que l'expérience des médecins contemporains leur apprend que les *quantités proportionnelles* sont essentielles dans l'administration de l'alcool, et qu'il y a une différence fondamentale entre inonder soudainement les centres nerveux avec une assez grande quantité d'alcool pour amener l'intoxication, et faire circuler peu à peu et successivement le même liquide, pour ne produire qu'une douce action sur la substance nerveuse. » (*The*

Lancet, 23 sept. 1865.) On conçoit, en effet, si on se rappelle le mode d'élimination de l'esprit de vin, que 100 grammes d'eau-de-vie, pris tout d'un coup, pourront déterminer des accidents, parce que l'organisme recevra brusquement un poids très-notable de poison, tandis que par doses fractionnées la somme de principe nuisible avalée à chaque prise sera presque insignifiante, et à peu près expulsée lorsqu'on ingérera la dose prochaine. Par ce procédé, les désastreux résultats de l'abus alcoolique ne sont pas à craindre, et les objections basées sur le danger de cette médication disparaissent d'elles-mêmes; aussi le médecin anglais attache-t-il une extrême importance à l'administration régulière du médicament. Il prescrit, suivant les cas, une cuillerée à thé ou à soupe d'eau-de-vie délayée dans l'eau, toutes les heures, toutes les deux heures ou toutes les trois heures; pour juger si les doses sont convenables, il se guide sur l'odeur alcoolique de l'haleine; quand elles sont trop fortes, celle-ci persiste plus ou moins longtemps. Il prétend toutefois qu'il y a plus de péril à rester en deçà dans les doses qu'à aller au delà. Il recommande aussi de prescrire de bonne heure l'alcool, *agent de salut inestimable*, qui est le remède par excellence dans la majorité des cas. M. le professeur Béhier, qui a introduit ce traitement en France, employait dans son service nosocomial une potion faite avec un julep gommeux du Codex, dans lequel on mettait de 30 à 300 grammes d'eau-de-vie à 56° (Gay-Lussac); c'est ce qu'il appelait la potion de Todd, pour rendre hommage à l'auteur et cacher en même temps aux malades le nom de la substance.

Voici, d'après le Dr Todd, les phénomènes provoqués par l'eau-de-vie à doses normales. Le visage au début est quelquefois congestionné, il faut alors diminuer les quantités ou les augmenter. Le système nerveux est calmé. Le sommeil est paisible et léger. Le délire est conjuré. Si les doses sont trop fortes ou données à des intervalles trop rapprochés, il survient des perturbations dans le tube digestif; de la flatulence, des éructations répétées, des nausées même; de la sécheresse de la langue et de la bouche, puis le coma indique que la masse encéphalique est trop vivement touchée. Celui-ci se distingue du coma dû à la maladie, en ce qu'il est moins profond et qu'il est aisé d'en tirer les malades en appliquant sur leur tête des compresses imbibées d'eau froide ; de plus, il se dissipe en cessant l'emploi de l'alcool. Todd fait, à propos de cette interruption dans le traitement, de pressantes recommandations pour inviter à surveiller attentivement les sujets, car il a vu des personnes irrévocablement perdues par suite d'une trop longue hésitation à reprendre les alcooliques.

Enfin, l'abaissement du pouls, l'augmentation de la sécrétion cutanée et une convalescence rapide, complètent la série des manifestations par lesquelles l'eau-de-vie atteste son action. A cette énumération nous joindrons celle du Dr Anstie. Le pouls prend de la force, mais il ne s'accélère point, à moins qu'il ne soit préalablement d'une lenteur anormale, s'il est trop rapide (par suite de faiblesse) sa fréquence est réduite. La température de la peau est convenable, et il y a une légère sensation de chaleur, mais point de rougeur de la figure. L'activité du cœur est accrue, il se produit une disposition à faire de l'exercice, le sentiment de fatigue disparait, de même que la dépression morbide des forces qui est le résultat de la fatigue. La tendance aux convulsions musculaires est diminuée. Les fonctions cérébrales sont augmentées. De tous ces symptômes faciles à interpréter en partie par la physiologie, M. Anstie infère une surexcitation du cerveau, de la moelle et du grand sympathique ; puis, au bout d'un certain temps, les fonctions reprennent leur cours normal, et s'il y avait au début un affaissement des forces, il est diminué. (Articles divers du Dr Anstie dans *The London medical review*, février et mars 1862 ; dans *The Cornhill magazine*, juin et septembre 1862 ; analysé in *Ranking's Abstr.*, vol. XXXVII, janv.-juin 1863, p. 308.)

Tous ces symptômes sont connus depuis longtemps, les principaux du moins, et avant d'aller plus loin il nous semble curieux de transcrire un passage des *Commentaires* de Mathiole, en 1554, sur la *Matière médicale* de Dioscoride. Le lecteur fera lui-même les rapprochements sans que nous ayons besoin d'y insister.

« Alias in ejus (vini) usu temperantia adhibeatur, tum alendum, « tum etiam ad roborandum corpus omnium efficacissimum habetur.

« Quando qnidem purissimum generat sanguinem, ocyssimi in ali- « mentum vertitur, concoctionem in quavis corporis parte adjuvat, « animum addit, cerebrum purgat, intellectum excitat, cor exhilarat, « spiritus vivificat, urinam ciet, flatus discutit, innatum calorem « auget, convalescentes impinguat, cibi appetentiam invitat, san- « guinem turbidum clarificat, obstructiones aperit, alimentum in « universum corpus defert, calorem conciliat, et omne in corpore « excrementosum dejicit. » (Lobenstein, *Traité sur l'usage et les effets du vin dans les maladies dangereuses et mortelles ;* traduit de l'allemand, par Lobstein ; Strasbourg, 1817 ; in-8, p. 165.)

La médication du médecin anglais, trop absolue en quelques points, fut acceptée intégralement par plusieurs praticiens, et admise avec restriction par d'autres. Anstie, Brinton, Kirkes, John Pursell, Austin Flint, Inman, Lionel Beale, croient à l'action alimentaire de l'alcool et, comme leur maître, le prescrivent systématiquement et sans réserve. Marcet, Edw. Smith, Tweedie, Gairdner, Murchison, nient que l'esprit de vin soit un aliment, s'en servent avec modération et suivant les indications. Nous nous rangeons du côté de ces derniers auteurs. Supposer que toutes les phlegmasies ont la propriété d'affaiblir l'organisme, pour conclure à un usage constant et toujours justifié des stimulants, c'est supprimer d'un coup cette partie importante de la clinique, ce fidèle criterium de l'habileté médicale qu'on appelle la science des indications. Que les spiritueux soient utiles dans des cas plus nombreux qu'on ne le pensait, qu'ils soient au moins inoffensifs dans les inflammations ou les affections fébriles, cela est probable, l'expérience tend à le démontrer chaque jour, et ce n'est pas le moindre mérite de Todd d'avoir contribué à cette connaissance ; mais il n'aurait pas dû faire de leur emploi une règle toujours immuable ; là est son tort. Il a subi le sort de ceux qui systématisent, il a été entraîné à une généralisation excessive ; il semble n'avoir vu partout qu'une individualité quand il y en a une infinité, et par son traitement exclusif, il a soulevé en Angleterre, contre une méthode dont l'invention lui appartient tout entière, des attaques souvent injustes, quelquefois motivées.

En France, un certain nombre de médecins ont attesté l'utilité des alcooliques dans les maladies ; il serait déplacé de donner ici la liste des publications parues sur ce sujet ; nous ne faisons pas de bibliographie. Cependant nous devons faire une exception pour M. Jules Guyot et pour M. le professeur Fuster, de Montpellier. Tous les deux ont érigé dogmatiquement un traitement alcoolique de la fièvre intermittente et des maladies consomptives. Le premier donne au moment du stade de froid de la fièvre intermittente, un, deux, trois verres de rhum, et dit arrêter l'accès dans les cas où le sulfate de quinine échoue. Il a obtenu ainsi des guérisons inespérées. M. Burdel et M. Hérard ont eu aussi de très-beaux succès qui ne se sont pas renouvelés pour M. Leriche ; sur 13 cas ce médecin a eu 13 insuccès ou demi-succès ; la fièvre intermittente n'a jamais cédé définitivement. Quoi qu'il en soit, c'est un traitement qu'il faut connaître parce qu'il est facile à appliquer, et peut être prescrit à toutes les périodes de la pyrexie. (*Union médicale*, t. VII, p. 471 ; *Gaz. des hôpit.*, juillet 1861 ; *Gaz. hebdom.*, août 1861 ; *Gaz. méd. de Lyon*, 1861, n° 4.)

Le second a fusionné la méthode de Bennett et celle de Todd. M. Fuster se sert d'une potion à l'eau-de-vie et de viande crue ; outre cette médication, il emploie l'ipéca, l'émétique, les lotions froides, les révulsifs cutanés, la belladone, l'iodure de potassium, à mesure que ces médicaments trouvent leur utilité. On peut lire dans *l'Union médicale* (t. XXVII, p. 152 ; 1865) les propositions qui résument la pratique de M. Fuster dans la phthisie, car il a surtout fait usage de l'alcool et de la viande crue contre cette maladie. Dans une note transmise en juin 1866, à l'Académie de médecine, il annonce avoir obtenu des guérisons répétées dans la tuberculisation pulmonaire au premier degré et au second degré, et des améliorations sensibles quand la maladie était arrivée à sa dernière période. Deux mille observations, parmi lesquelles nous déplorons que l'auteur n'en ait pas choisi quelques-unes pour les joindre à sa communication, autorisent le professeur de clinique de Montpellier à formuler les conclusions suivantes :

1° La viande crue de mouton ou de bœuf et la potion alcoolique, à doses diverses, selon les cas et les circonstances, ont pour effet d'arrêter les progrès de la consomption dans la phthisie pulmonaire et autres maladies consomptives. Cet effet se témoigne par le retour des forces, la ranimation de la physionomie, la renaissance de l'appétit, l'augmentation de l'embonpoint. A l'égard de l'augmentation de l'embonpoint, le pesage des malades est un moyen certain d'appréciation. C'est ainsi que nous avons constaté que sous l'influence de notre médication, les malades pouvaient gagner en un mois, ou trois semaines seulement, un excédant de poids de 2, 3, 4, ou 6 kilogrammes.

2° A la faveur du remontement général de l'économie, aidé, comme nous l'avons indiqué dans notre seconde note, du traitement des symptômes prédominants, nous voyons disparaître la fièvre hectique, la diarrhée et les sueurs colliquatives.

3° Les lésions locales de l'appareil respiratoire et des autres appareils s'amendent à la disparition de ces symptômes, et marchent notablement vers la cicatrisation, ainsi qu'on s'en assure par l'examen physique des organes accessibles à notre exploration.

4° L'efficacité de ce traitement n'est pas le même à tous les degrés de cette affection. Au troisième degré, l'amendement signalé n'aboutit, le plus souvent, qu'à prolonger l'existence, en ajournant une catastrophe inévitable.

5° Ce traitement ne triomphe bien décidément qu'au second degré de la maladie, et surtout au premier degré, en l'entourant toujours de l'ensemble des précautions hygiéniques et thérapeutiques recommandées dans la note du mois de juillet, et qu'on ne saurait négliger sous peine d'en compromettre le succès ou même de l'annuler complétement.

6° Parmi les maladies consomptives où ce traitement est applicable, il faut placer en première ligne la phthisie pulmonaire à tous les degrés; mais il offre un égal avantage dans les anémies avancées, après les grandes pertes de sang ou de liqueur séminale, à la fin des maladies aiguës, notamment du typhus et des fièvres typhoïdes: au dernier degré des leucocythémies, des abuminuries, des diabètes; il réussit encore dans l'infection purulente, dans les cachexies palustres, dans les fièvres nerveuses chroniques et d'une manière générale, dans toutes les affections prolongées où l'on reconnaît aisément que les déchets l'emportent sur les réparations de l'économie. (*Union médicale*, t. XXX, 1866, p. 618.)

En résumé, trois méthodes existent dans la science pour utiliser les alcooliques dans le traitement des maladies. Dans la première, celle de Bennett, on se sert des spiritueux comme adjuvants, et on n'emploie pas de médicament autre que l'alimentation.

Dans la deuxième, celle de Todd, on fait un usage exclusif, permanent, de l'alcool, et l'alimentation est secondaire. Comme la précédente, cette thérapeutique fut dirigée contre les affections aiguës.

Dans la troisième enfin, celle de M. Fuster, l'esprit de vin et l'alimentation sont conjointement prescrits. L'auteur préconise ce traitement dans les maladies consomptives et surtout dans la phthisie.

Accorder définitivement la supériorité à l'une quelconque de ces trois médications nous semble actuellement difficile, sinon impossible : du moins une expérience étendue que nous n'avons pas pourrait seule donner une solution motivée : mais il nous paraît démontré que toutes les trois ont respectivement amené des résultats assez satisfaisants pour encourager les efforts. L'expérimentation tentée sur chacune d'elles sera peut-être continuée, et l'avenir riche de faits portera un jugement équitable. C'est dans ce but que nous fournissons notre part d'observations. Nous en devons un certain nombre à la bienveillance de M. Fremy, qui toujours disposé à accepter les innovations scientifiques, et à les appuyer de son autorité, a appliqué, sur notre demande, la méthode anglaise à plusieurs malades de son service. Qu'il nous permette de lui offrir nos sincères remercîments et l'assurance de notre inaltérable reconnaissance.

Quand on parcourt les recueils scientifiques un peu anciens, on trouve sur l'emploi thérapeutique de l'alcool d'assez fréquentes relations; mais le plus souvent ce sont de simples allégations : ainsi Schelhammer parle de paysans qui avaient l'habitude de soigner la péripneumonie en buvant de l'esprit de vin (*Ephem. Acad. nat.*

cur. Dec. II, an VIII, p. 417. Scholion). Hoffmann déclare avoir vu une jeune fille guérir d'une fièvre ardente en s'enivrant avec du vin. Elle s'endormit, transpira copieusement, et, contre toute attente, revint à la santé (*Ephemeridum Academiæ naturæ curiosorum*, Dec. II, an II, p. 87. 1683). Lanzoni raconte qu'il arrêta avec de l'esprit de vin les vomissements incoercibles de la grossesse : *Vomitum in muliere gravidâ immanem usu spiritus vini extra et intra per plures dies adhibiti, compescui* (*Ephem. Acad. nat. cur.*, centuria III, p. 43; 1715). Wolff employait le même médicament dans la coqueluche, dans l'angine, contre les vers intestinaux, et il ajoute : *Reminiscor insimul hâc occasione eximis Theologi atque viri prudentissimi in Comitatu Rutheno, qui liberis suis fatebatur se a teneris annis non denegasse parum interdum spiritus baccarum juniperi, eoque usu illos ab epilepsia tutos fuisse arbitrabatur* (*Ephem. Acad. nat. cur.* Dec, II, an VIII, p. 152; 1690). Cependant, en feuilletant les *Ephémérides des curieux de la nature*, nous avons pu rassembler quatre observations, deux de maladies fébriles, une d'accidents évidemment hystériques, et la dernière de fièvre intermittente, affections dans lesquelles les spiritueux n'ont pas été épargnés et ont amené la guérison. Elles sont intéressantes et ont surtout une valeur historique incontestable : c'est pourquoi nous en mettons la traduction en tête de ce chapitre.

Fièvre maligne guérie par l'emploi de l'esprit de vin. (J.-P. Albrecht, Ephem. Academ. naturæ curiosorum, déc. II an VIII, p. 405).

Notre vénérable seigneur, que son excessive probité m'a toujours rendu cher, avait depuis longues années d'autant plus de prédilection pour le vin, qu'il ne passait pas de jour sans consommer une grande quantité de ce liquide. Il eut, l'an passé, une fièvre maligne, accompagnée d'un délire très-intense, d'une soif inextinguible et de symptômes si graves, que son existence semblait sérieusement menacée quand il s'alita. Sa maladie journellement s'aggrava. Tous les médicaments employés furent sans effet, et le malade refusa de les continuer, demandant à grands cris une boisson spiritueuse. Que faire? Tous ceux qui l'approchaient vinrent me chercher en toute hâte et me demander si consciencieusement j'en ordonnerais l'usage? S'il pouvait en résulter un grand danger pour le moribond? J'hésitai, je l'avoue, connaissant bien les dispositions naturelles de l'ingrat public à attribuer la mort plutôt au médecin qu'à l'intensité de l'affection ou à l'intempérance du sujet ; c'est ce qu'a excellemment fait ressortir l'éminent docteur Schrockins. Très-vivement préoccupé par ces considérations, et le cas me paraissant désespéré, je prescrivis quelques cuillerées du liquide susdit. Mais, après mon départ, le malade, non satisfait d'une dose aussi petite, obtint d'une vieille femme, à force de prières, une plus grande quantité de vin, il en but un verre de dix onces de capacité environ. Profondément affaibli par la violence du mal, il ne parut pas cependant plus languissant après cette libation : au contraire, en absorbant tout le principe actif de cette brûlante liqueur, il en satura son organisme débilité par la maladie. En agissant sur le cerveau, les vapeurs spiritueuses amenèrent un repos réparateur, provoquèrent une transpiration générale, et remplacèrent l'insomnie, jusqu'alors continuelle, par un sommeil doux et tranquille. Le lendemain matin, je constatai que la plupart des symptômes ci-dessus énumérés avaient disparu. Le pouls, il est vrai, était débile, mais moins que les jours précédents, indiquant, par sa fréquence, la malignité de la fièvre. L'intelligence qui, auparavant, trahissait le dérangement de l'esprit par de grossières et extravagantes paroles, était plus calme, et permettait au malade de répondre à toutes les questions sensément et clairement.

Pour résumer en quelques lignes la fin de cette maladie, nous dirons que l'espoir de la guérison ne brilla pas en vain aux yeux du patient, car les forces augmentant quotidiennement avec rapidité, celui-ci put reprendre son service au bout de quatre ou cinq jours, et il jouit jusqu'à sa mort de la plus solide santé.

Pleurésie aiguë guérie par l'esprit de vin. (Lanzoni, II déc. an X, p. 223.)

Un soldat de 34 ans, d'un tempérament ardent et vigoureux, au commencement d'un hiver froid, après un exercice trop violent, et de nombreux sacrifices à Vénus, ressentit sous le mamelon gauche une douleur suivie le lendemain de fièvre, de toux sèche, de dyspnée, et de tous les signes qui indiquent sûrement une pleurésie.

Les urines étaient aqueuses. Appelé aussitôt, j'ordonnai de faire au bras gauche une saignée de 10 onces et de frictionner le côté douloureux avec de l'huile chaude de courge ; je fis prendre à l'intérieur de la poudre de défenses de sanglier et de mâchoires de brochet avec de l'eau de racines de pavot. Le quatrième jour, je fis une nouvelle saignée à la salvatelle gauche. Cependant, la douleur ne cédait pas, les crachats étaient peu abondants, la toux peu intense, le sommeil presque nul. Le sixième jour, le malade se voyant seul, se leva, ouvrit une petite armoire, et y trouva un vase en verre contenant une assez grande quantité d'esprit de vin ; il en but un demi-litre environ ; il rentra dans son lit, puis s'endormit profondément. Il délira dans son sommeil ; à son réveil on le trouva baigné de sueur. La douleur n'était pas plus vive, tous les symptômes s'apaisèrent ; le septième jour il fut guéri. Dans la pratique, nous le reconnaissons, il arrive que les défauts même des malades, et une médication tout à fait irrégulière conduisent souvent à la guérison, *al dispetto di Medici e della Medicina.*

Éternument accompagné de hoquet. (Lanzoni, Ephem. Acad. naturæ curiosorum, déc. II, an IX, p. 80.)

Une jeune fille noble de 23 ans, après avoir été heureusement délivrée d'une fièvre tierce, fut prise, il y a peu de temps, d'un hoquet très-gênant. Tous, tant que nous fûmes appelés par le père, ne sachions comment amener la guérison ; le hoquet avait des caractères extraordinaires ; il était une torture pour la délicate patiente : il permettait à peine à la déglutition de s'accomplir. Parfois il semblait s'arrêter; mais, par singulière métastase, il était remplacé par un éternuement continuel, imprimant au corps une secousse si violente, que la malade, si on n'y eût pris garde, aurait été projetée hors de son lit. On soupçonna qu'une tumeur de l'œsophage était cause de l'affection, parce que la déglutition était difficile. Mais d'où venait l'éternument? Il n'était pas aisé de le dire : peut-être de vers intestinaux. Je n'oserais pas nier qu'ils n'y eussent contribué pour une part : car les lavements en avaient fait expulser d'assez gros. Quoique nous eussions épuisé les officines des pharmaciens, nos tentatives furent vaines. Quelques mois se passèrent au milieu de ces angoisses. La maladie semblait alternativement diminuer et augmenter, jusqu'à ce que la malade, complétement expurgée et bien préparée par les divers médicaments galéniques ou chimiques, entra en convalescence, après avoir pris de l'esprit de vin sur le conseil d'une vieille bonne femme.

Maintenant les accidents se sont dissipés : ce qui donne raison au proverbe : *Beata vetula quæ venit in fine morbi.*

Guérison d'une fièvre quarte par la syphilis. (Lanzoni, Ephemer. Acad., déc. II, an X, p. 221.)

Les médecins ont rapporté des faits nombreux de fièvre quarte guérie par une peur, par une joie, par l'ivresse : moi-même, dans une dissertation, j'ai parlé de cette variété fébrile. Mais je vais raconter l'histoire curieuse d'un de mes amis, débarrassé selon toute évidence d'une fièvre quarte, quoique les maladies invétérées sommeillent quelquefois. C'est un jeune homme de 27 ans, chez lequel les accès existent depuis trois mois : il prit inutilement deux fois, dans du vin, avant l'accès, deux gros (huit grammes) de quinquina pulvérisé. Il employa avec autant de succès beaucoup d'amulettes et de médicaments que lui enseignaient les charlatans ou les commères. Mais un individu qui étudiait les belles lettres, lui dit que la syphilis était un remède souverain contre son affection. Notre fébricitant va chez une prostituée, contracte la vérole (cum ea rem habet) et la fièvre ne s'améliore pas. Dernièrement j'ai observé un autre jeune homme d'un tempérament ardent, fort irascible et de vie déréglée : après avoir épuisé tous les moyens pendant un an, soit le jour du paroxysme, soit avant l'accès, il fut guéri d'une fièvre en avalant à jeun cinq onces d'esprit de vin.

Insister sur les particularités saillantes de ces quatre faits serait anticiper sur ce qui va suivre. Nous aurons occasion tout à l'heure de signaler les modifications avantageuses dues à l'eau-de-vie : la disparition du délire, l'augmentation de la transpiration, la tranquillité du sommeil, l'abaissement du pouls. Parmi les observations que nous possédons ou que nous devons à l'excessive bonté de M. le professeur Béhier, nous en avons choisi quelques-unes : les publier toutes eût été impraticable, et pour mettre de l'ordre dans l'exposition, nous avons réuni ensemble celles qui se rapportent à la même maladie. Ainsi, nous rencontrerons successivement des observations de pneumonie, de rhumatisme articulaire, d'érysipèle, de fièvre typhoïde, de fièvre puerpérale, d'éclampsie, d'ictère. Après chaque groupe, nous rappellerons succinctement les travaux les plus importants qui s'y rattacheront. Puis nous donnerons cinq observations de phthisie pulmonaire traitée par la méthode de M. Fuster. Nous terminerons enfin, en résumant, les différents phénomènes provoqués par l'alcool, et qui peuvent justifier son emploi.

Observation I.

Pneumonie au second degré, du côté droit. — Potion de Todd. — Guérison.
Pneumonie à gauche. — Potion de Todd. — Guérison.

(Observation communiquée par M. le professeur Béhier.)

Le 29 février 1864, est entrée la nommée Mathé (Marie), âgée de 63 ans, marchande des quatre saisons. Femme de taille moyenne, d'un embonpoint modéré, d'une santé ordinairement bonne. Ménopause à 45 ans, sans accidents. Quatre accouchements à terme, et deux fausses couches. La malade paraît avoir eu déjà une pneumonie à gauche, il y a environ vingt ans. Plus tard elle fut renversée par une voiture et fortement contusionnée sur le côté gauche de la poitrine : accident qui l'obligea à garder le lit pendant quinze jours. En 1849, elle eut le choléra. L'habitation est saine, la nourriture assez mauvaise. Pas d'habitudes alcooliques. Enrhumée depuis trois mois, elle continuait néanmoins à travailler, mais ses forces allaient en diminuant, et elle maigrissait. Il y a quinze jours, ayant appris la mort d'une personne qu'elle connaissait, elle en fut très-vivement impressionnée, et se sentit plus souffrante que d'habitude. Enfin, il y a cinq jours, en revenant de la Halle, elle ne put se tenir sur ses jambes, elle eut presque une syncope, et elle fut prise de frisson avec claquement de dents. Elle se mit au lit, et pour combattre une douleur qu'elle éprouvait à la base de la poitrine du côté gauche, elle appliqua sur ce point des cataplasmes. Mais l'amélioration ne se produisant pas, la malade entra à l'hôpital, dans le service de M. le professeur Béhier.

Le 29 février, à la visite du soir, on la trouve dans l'état suivant : Pommettes rouges, vésicules d'herpès ayant débuté le même jour que le frisson, et siégeant sur les lèvres, le nez et au voisinage du grand angle de l'œil gauche. Pas de céphalalgie. Pas d'étourdissements. Pas de délire. Insomnie; langue sèche et noirâtre. Anorexie. Soif vive. Il y a eu quelques vomissements pendant les trois ou quatre premiers jours de la maladie; mais actuellement il n'y a plus de vomissements ni de nausées. Selles régulières. Urine extrêmement rouge. Rien du côté du cœur. Pouls à 108. Peau chaude. Pas de transpiration. Orthopnée, 44 inspirations; toux, crachats rouillés et adhérents difficilement expectorés. Matité de toute la face postérieure du poumon gauche, à l'exception de la partie la plus élevée du sommet. Résonnance normale partout ailleurs. Souffle tubaire et bronchophonie très-marqués dans tous les points occupés par la matité. Le souffle est surtout prononcé à la partie moyenne du poumon gauche : il est tellement intense qu'il retentit dans le côté droit de la poitrine, au point de faire croire de prime abord à l'existence d'un souffle véritable en ce dernier point. Râles sonores dans toute l'étendue des deux poumons, sauf en arrière et à gauche dans les deux tiers supérieurs de l'organe. Faiblesse assez grande.

Potion de Todd à 100 grammes.

1er mars. La malade se trouve un peu mieux. Pas de sommeil. Langue moins sèche; soif moins vive. Il y a eu dans la nuit deux selles diarrhéiques accompagnées de coliques. Pouls à 100. Peau moins chaude, un peu moite. Respiration bien plus facile. Plus d'orthopnée; 36 inspirations. Toux moins fréquente. Expulsion moins pénible des crachats. Pas de changement dans les signes physiques. Faiblesse notablement moindre. La malade a pris sa potion avec grand plaisir et dit en avoir éprouvé une excitation réelle.

Gomme sucrée. Potion de Todd à 100. Bouillons et potages.

2 mars. Un peu de céphalalgie dans la nuit, cependant il y a eu un peu de sommeil. Pas de délire. Langue plus humide, un peu blanche. Il y a eu dans la journée deux selles demi-liquides, et pendant la nuit quelques nausées consécutives aux efforts de toux. Pouls à 84. Peau modérément chaude, un peu moite. Transpiration abondante pendant la nuit; 40 inspirations par minute. Matité un peu moindre dans la partie supérieure du poumon. Souffle mélangé de quelques râles sous-crépitants, et à la partie supérieure de râles fran-

chement crépitants. Gros râles muqueux disséminés dans les deux poumons et surtout abondants en avant et à droite. La malade dit se sentir plus forte que la veille. Même prescription.

3 mars. Un peu de lourdeur de tête. Sommeil assez bon. Pas de délire. Langue rouge, humide. Un peu d'appétit. Soif toujours assez vive. Pas de nausées. Deux selles diarrhéiques dans la nuit. Urine moins rouge et plus abondante. Transpiration moins abondante sur le tronc, plus abondante au contraire sur les membres inférieurs. Toux moins fréquente. Crachats blanchâtres, très-aérés, peu adhérents : 30 inspirations par minute. Souffle moins intense, surtout dans la partie supérieure, où la matité a également diminué d'une façon remarquable. Actuellement le souffle ne retentit plus dans le côté droit, comme cela avait lieu précédemment. Les râles constatés hier persistent toujours. Les forces sont sensiblement relevées.

4 mars. La malade a assez bien dormi. Deux ou trois selles diarrhéiques. Pouls à 80. Transpiration moins abondante. Quelques douleurs vagues dans le côté gauche de la poitrine. Crachats abondants et facilement expulsés. Souffle encore moins intense que la veille. — Même traitement.

5 mars. Hier la malade a été prise de coliques qui sont devenues beaucoup plus douloureuses pendant la nuit, et se sont accompagnées de sept ou huit selles liquides, suivies chacune d'un soulagement momentané : par suite il n'y a pas eu de sommeil jusqu'au matin, où se sentant mieux elle a pu dormir convenablement. Actuellement la tête est un peu lourde. Langue rouge, humide. Anorexie. Peu de soif. Pas de vomissements ni de nausées. Plus de coliques ni de diarrhée. Urine moins rouge. Pouls à 80. Peau normale. Légère transpiration. Peu de toux. Moins de crachats ; expectoration facile ; 36 inspirations par minute. Matité très-notablement diminuée. Souffle manifestement moins intense et mélangé dans toute sa hauteur de râles crépitants et sous-crépitants. Quelques râles ronflants dans le poumon gauche en avant. La malade se sent un peu moins forte qu'hier. — Même traitement. Deux quarts de lavement laudanisé.

6 mars. La malade a dormi assez bien. Pas de céphalalgie. Langue normale. Un peu d'appétit. Pas de soif. Pas de coliques. Il y a eu deux selles semi-liquides dans la nuit. 32 inspirations par minute. Pas d'autres changements. Même traitement.

7 mars. Un peu de céphalalgie. Sommeil assez bon. Langue bonne. Appétit. Soif assez vive. Quelques nausées dans le courant de la nuit. Deux selles semi-liquides. Douleurs vagues dans le flanc et à la région lombaire. Urine jaune. Pouls à 92. Pas de changement du côté de la peau : transpiration peu abondante. Matité de moins en moins intense, ainsi que le souffle qui est presque couvert par de nombreux râles crépitants. Les forces reviennent.

8 mars. Sommeil excellent. Lourdeur de tête assez notable. Il y a eu encore dans la nuit deux selles demi-liquides. La matité a presque entièrement disparu. Le souffle est

limité à la partie moyenne du poumon, très-peu intense, et mélangé de râles crépitants et sous-crépitants. A la base on trouve des râles muqueux assez gros. La malade est restée levée hier pendant un quart d'heure et s'est sentie assez forte.

9 mars. Tête moins lourde. Cinq selles diarrhéiques avec coliques. Appétit. Pas de soif. Pouls à 84. Peau normale. Peu de transpiration. Trente-deux inspirations par minute. Le souffle a disparu ; il en est de même des râles crépitants. On ne trouve plus qu'une certaine sécheresse du murmure respiratoire. Quelques râles muqueux à la base des poumons.

10 mars. Peu de lourdeur de tête. Trois selles diarrhéiques presque sans coliques. Vingt-six inspirations. Crachats d'un blanc jaunâtre, peu épais, assez abondants, et facilement expulsés. On supprime la potion de Todd. Une portion.

11 mars. Lourdeur de tête plus marquée qu'hier. La malade éprouve à la base du thorax, à gauche et en dehors, une douleur qui semble suivre le trajet de l'espace intercostal. Cette douleur a été assez vive pour empêcher le sommeil. Langue bonne. Appétit assez développé. Deux selles diarrhéiques. Pas de transpiration. La malade se sent un peu moins forte que les jours précédents. Pas d'autres changements.

12 mars. Pas de céphalalgie, mais lourdeur de tête ; sommeil excellent. Langue bonne. Appétit. Soif vive. Une selle normale. Urine abondante. Pouls à 84. Il y a une légère transpiration, après laquelle la malade s'est sentie refroidie par un courant d'air. Pas de frisson. Un peu de coryza. Toux un peu plus fréquente. Crachats plus abondants qu'hier, sans caractères. La douleur de côté est très-affaiblie. La respiration est facile. En explorant la poitrine, on trouve un nouveau point pneumonique, en dehors et en arrière, à la partie moyenne du poumon gauche. Matité, souffle bronchique limité par des râles crépitants ; bronchophonie. Toujours un peu de sécheresse du murmure respiratoire à droite. Râles muqueux disséminés çà et là dans le poumon. L'état des forces est très-satisfaisant. Potion de Todd, 120 gr.

13 mars. Sommeil excellent. Appétit. Deux selles un peu diarrhéiques. Légère transpiration. Coryza moins intense. Douleur de côté à peu près nulle. Un peu de dyspnée. Quelques râles crépitants mêlés au souffle. Pas d'autres changements.

14 mars. Le coryza a disparu. Une selle normale. Urine abondante. Transpiration pendant la nuit. Le souffle est remplacé par un murmure respiratoire un peu rude et des râles crépitants.

16 mars. La malade, ayant pris du lait, a eu à la suite deux selles diarrhéiques. Râles muqueux à la base des deux poumons et au niveau du siége de la première pneumonie. Au niveau de la deuxième, on trouve des râles crépitants et sous-crépitants, ainsi qu'une très-légère matité.

18 mars. Toujours un peu de douleur de tête. Langue normale. Deux selles diar-

rhéiques avec coliques. Urine très-abondante. Peu de transpiration. La matité a complétement disparu au niveau de la première pneumonie, où l'on entend seulement quelques râles muqueux. Au niveau de la seconde, la matité est à peine sensible, et la respiration est seulement un peu sèche.

19 mars. La malade est restée levée hier pendant un quart d'heure. Elle s'est sentie assez forte. Toujours un peu de diarrhée. On supprime la potion de Todd. Deux demi-lavements avec six gouttes de laudanum dans chacun.

20 mars. Quelques coliques sans diarrhée. La malade est restée levée une demi-heure et a marché sans fatigue. Une portion.

22 mars. Plus de coliques. Plus de toux. Expectoration abondante et facile. Rien à la percussion. Râles de bronchite peu abondants.

25 mars. La malade va tout à fait bien; cependant il revient de temps en temps un peu de diarrhée accompagnée de coliques.

4 avril. Exeat.

Observation II.

Pneumonie au second degré du sommet droit. — Potion de Todd. — Guérison.
(Observation communiquée par M. le professeur Béhier.)

Alard (Augustine), 30 ans, fille publique, entrée le 27 janvier 1864, dans le service de M. le professeur Béhier.

Femme de taille moyenne, d'un embonpoint modéré, d'une santé ordinairement bonne, habitant Paris depuis neuf années. Des détails qu'elle fournit sur ses parents, il semble résulter que sa mère, morte à 57 ans, a succombé à la phthisie pulmonaire, et que son père, qui est mort jeune et qu'elle n'a pas connu, a succombé aussi à la même maladie. Elle a un frère qui se porte bien.

Réglée à 13 ans, l'écoulement menstruel a toujours été régulier mais peu abondant. Leucorrhée habituelle, souvent intense. La malade n'a jamais été enceinte. A 17 ans, elle eut un chancre suivi à divers intervalles de manifestations syphilitiques secondaires.

Depuis l'âge de 15 ans, elle est prédisposée à s'enrhumer, mais elle n'a jamais présenté de signes de tuberculisation. Elle ne toussait pas quand elle est tombée malade. Elle est habituée par état aux alcooliques, et il lui arrive fréquemment de s'enivrer, mais elle ne présente aucun des caractères physiques propres aux ivrognes.

Le 24 janvier dernier, cette fille ayant ses règles depuis la veille, se lava à l'eau froide : le flux menstruel fut immédiatement supprimé. Le soir, se sentant oppressée, elle se mit au lit, et pendant toute la nuit, elle fut agitée par la fièvre et le frisson avec claquement des dents.

Le 25 janvier, elle eut à la fois des évacuations bilieuses par en haut et par en bas. Le même jour la toux survint, accompagnée de crachats rouillés, d'une douleur de côté siégeant à peu près au niveau du sein droit, augmentant à la pression, pendant la toux et les fortes inspirations.

26 janvier. La malade alla encore à la préfecture, et rentra épuisée chez elle.

27 janvier. Elle entre à l'hôpital.

28 janvier. La malade présente les phénomènes suivants : céphalalgie, étourdissements et battements dans les tempes; insomnie, pas de délire. Langue rouge au milieu et sur les bords : sécheresse de la bouche. Anorexie. Soif vive. Pas de vomissements ni de nausées. Selles régulières. Urine rouge. Pouls à 122. Horripilations suivies de sueurs, à quatre reprises différentes, dont trois cette nuit et une le matin. Peau sèche. Rien du côté du cœur. Oppression intense : 56 inspirations. Toux assez fréquente, crachats rouillés, visqueux. Douleur de côté occupant le point signalé ci-dessus. A la percussion de la poitrine on trouve, à droite, de la matité au sommet, en arrière; au-dessus du sein en avant, et entre le sein et l'aisselle. A l'auscultation, on constate du souffle bronchique dans les mêmes endroits ; il est plus particulièrement intense entre le sein et l'aisselle. On constate également de la bronchophonie. Gomme sucrée, potion de Todd à 80 gr. Quatre bouillons.

29 janvier. Dans la journée, la malade a été assez agitée, par suite de contrariétés tenant à l'aveu qu'elle avait fait de sa profession. Il n'y a pas eu de sommeil. Néanmoins la céphalalgie, les étourdissements sont moindres. La bouche est plus humide, la soif moins vive. Deux selles légèrement diarrhéiques. Pouls à 100. Sueur assez abondante. Respiration moins difficile : 48 inspirations. Toux moins fréquente ; douleur de côté très-diminuée. Rien de nouveau à la percussion. A l'auscultation, râles crépitants de retour dans tous les points occupés par le souffle. — Potion de Todd à 100 gr.

30 janvier. La malade est assez calme. Plus de céphalalgie. Langue humide. Pas de selles depuis la veille. Pouls à 72. Peau souple et fraîche. Peu de transpiration. Toux moins fréquente : 40 inspirations. A l'auscultation, le souffle a presque entièrement disparu dans la fosse sus-épineuse. Rien à la percussion. — Même traitement.

31 janvier. La nuit s'est passée sans sommeil; appétit; une selle diarrhéique pendant la nuit; pas de soif; urine moins rouge; pouls à 80. Pas de transpiration; toux moins fréquente; 36 inspirations; crachats à peu près blancs assez adhérents; rien de nouveau dans les signes physiques. — Même traitement.

1er février. Pas de sommeil dans la nuit, à cause du bruit que fait une voisine en se plaignant; une selle normale; moins de matité au sommet en arrière; plus ou presque plus de matité dans les autres points; plus de souffle; râles sibilants dans toute l'étendue des deux poumons en arrière et entre l'aisselle et le sein droit; râles crépitants au sommet en avant. — Même traitement; une portion.

2 février. Sommeil agité ; langue rouge et sèche ; anorexie ; soif vive ; pas de selles ; pouls à 80 ; pas de transpiration ; 40 inspirations par minute ; toux fréquente revenant par quintes accompagnées de suffocation, et suivies de l'expulsion de crachats abondants blancs assez aérés, légèrement adhérents ; rien de nouveau à la percussion ; râles sibilants beaucoup moins nombreux et perceptibles seulement en arrière, où ils occupent toute la hauteur du poumon gauche et seulement le sommet du poumon droit ; au sommet droit en arrière on trouve en outre du râle crépitant, mais exclusivement dans les fortes inspirations ; du même côté, en avant, et toujours au sommet, les râles crépitants ont notablement diminué. La malade ne sait à quoi attribuer le malaise qu'elle éprouve depuis hier ; elle ne s'est pas refroidie, mais elle croit s'être trouvée incommodée après avoir mangé, ce qu'elle a fait, contrairement à son attente, avec assez peu d'appétit pour ne pouvoir finir sa portion. — Même traitement ; bouillons et potages.

3 février. La malade se trouve beaucoup mieux ; elle a bien dormi cette nuit ; langue bonne ; appétit ; urine peu colorée et bien plus abondante que les jours précédents ; elle ne rendait pas en vingt-quatre heures autant de liquide qu'elle en expulse maintenant en une fois ; pouls à 64 ; peau normale ; pas de transpiration ; 30 à 32 inspirations par minute ; toux moins fréquente ; crachats peu abondants ; plus de matité, si ce n'est au sommet droit, en arrière, où elle existe encore, mais à un faible degré. Les fortes inspirations déterminent encore quelques râles crépitants au même sommet, tant en avant qu'en arrière, et surtout entre le sein et le creux axillaire ; les râles sibilants ont disparu. — Même traitement.

4 février. Excellente nuit ; les forces reviennent sensiblement ; pas de fièvre : 26 à 28 inspirations par minute ; plus de toux ; peu de crachats ; matité presque nulle en arrière au sommet droit ; quelques râles muqueux dans les points qui ont été le siége de la pneumonie. — Même traitement.

5 février. La malade continue à bien aller ; elle s'est levée et s'est recouchée au bout de deux heures sans éprouver de fatigue. — Même traitement.

6 février. Suppression de la potion de Todd.

7 février. Pas de toux ; 24 inspirations ; pas de crachats ; la malade se sent assez forte : elle est restée levée hier pendant huit heures.

8 février. La malade est guérie et sort de l'hôpital.

Observation III.

Pneumonie au second degré du sommet droit. — Potion de Todd, accidentellement remplacée par une potion à l'acétate d'ammoniaque. — Guérison.

(Observation communiquée par M. le professeur Béhier.)

D..... (Julie), 68 ans, lingère, entrée, le 3 février 1864, dans le service de M. le professeur Béhier. Femme de taille moyenne, plutôt maigre que grosse, d'une santé ordinairement bonne; ménopause à 53 ans; menstruation régulière avant cette époque; elle n'a jamais eu de grossesse; les organes respiratoires n'ont jamais été malades. Placée dans des conditions hygiéniques favorables quant à l'habitation, la malade, vu l'exiguïté de ses ressources, a une assez mauvaise nourriture habituelle; elle ne fait pas abus de boissons alcooliques.

Le 29 janvier dernier, ayant travaillé dans une pièce dont la fenêtre n'avait pas tous ses carreaux, la malade éprouva un refroidissement sensible.

La nuit du 29 au 30 fut assez agitée; la malade ressentait de la céphalalgie, des crampes continuelles dans les jambes, mais elle ne se rappelle pas si elle a eu du frisson. Le 30, dans la matinée, elle eut un vomissement bilieux, ce qui ne l'empêcha pas d'aller faire une course dans le voisinage. En revenant, elle eut une syncope, en sorte qu'on dut la rapporter dans sa chambre. Le même jour elle commença à tousser; les jours suivants elle garda le lit, ne mangeant pas, buvant de la tisane de mauve, toussant et expectorant des crachats qui semblaient, dit-elle, mêlés de café. Enfin, comme son état ne s'améliorait pas, elle entra à l'hôpital.

3 février. A la visite on constate de l'insomnie, de la rougeur des pommettes, l'enduit blanchâtre de la langue; la bouche est sèche; pas de céphalalgie, pas de délire, pas d'étourdissements; anorexie; soif vive; pas de nausées, pas de vomissements; légère douleur à la pression au creux épigastrique. D'abord constipée, la malade a eu l'avant-veille des évacuations diarrhéiques. Ce matin encore une selle liquide. De toute la journée elle n'est pas allée à la garde-robe. Pouls à 108; peau sèche et brûlante, sauf aux extrémités inférieures qui sont refroidies; pas de transpiration; rien au cœur; dyspnée intense; 44 inspirations; toux assez fréquente; crachats rouillés; douleur peu intense, siégeant à gauche, à la base du thorax. A la percussion on trouve de la matité au sommet droit en arrière. A l'auscultation, dans le même point, on entend de la bronchophonie, un souffle tubaire extrêmement intense et limité à sa circonférence par une zone de râles crépitants; râles sous-crépitants à la base des deux poumons. L'état général est très-déprimé. — Potion de Todd; quatre bouillons.

4 février. La malade se trouve un peu mieux; elle a un peu dormi; pas de délire; soif très-vive. Pouls à 112; peau moins brûlante que la veille; pas de transpiration; les extrémités sont chaudes. La malade assure qu'elle respire un peu plus facilement; pourtant elle a 48 inspirations par minute. La toux est moins fréquente; les crachats n'ont pas changé; la douleur de la base du thorax siége maintenent à droite. Les signes physiques sont sensiblement les mêmes que la veille. — Même traitement.

5 février. Un peu de sommeil; pas de délire. Les pommettes sont moins rouges, la langue est un peu nettoyée; la bouche est toujours sèche, la soif toujours vive. Six ou sept selles liquides; peau chaude; pas de transpiration La malade prétend respirer de plus en

plus facilement; elle fait cependant 56 inspirations par minute. Toux moins fréquente; crachats rouillés, peu abondants; douleur de côté moins vive; mêmes signes physiques. — Potion de Todd à 120 grammes.

6 février. La malade a dormi un peu. Pas de délire. Herpès sur les ailes du nez et la cloison. Diarrhée intense; la malade va involontairement sous elle. Pouls à 108; peau un peu moins chaude. Pas de transpiration; 56 inspirations par minute. L'auscultation fait constater que le souffle, dans les parties inférieures et externes de son étendue, est notablement mélangé de râles crépitants; râles muqueux à la base du poumon droit. — Même traitement; plus deux quarts de lavement avec 6 gouttes d'acétate de plomb et 12 gouttes de laudanum dans chacun.

7 février. La malade a bien dormi; pas de délire; langue humide; moins de diarrhée; pouls à 104; peau modérément chaude; pas de transpiration; 48 inspirations par minute; crachats rouillés toujours aussi abondants; plus de douleur de côté; la matité est moindre en arrière au sommet, mais existe en avant; également en arrière le souffle est mélangé dans toute sa hauteur de râles crépitants assez abondants; toujours des râles muqueux. En avant, on peut entendre un souffle bronchique très-prononcé et mêlé de quelques râles crépitants et de bronchophonie. Quant au poumon gauche, il ne présente d'autres signes physiques que quelques râles muqueux à peine perceptibles et surtout sensibles à la base en arrière. L'eau-de-vie manquant accidentellement, la malade n'en peut avoir que 30 grammes; on y joint une potion avec 10 grammes d'acétate d'ammoniaque.

8 février. Sommeil pendant la nuit; pas de délire; langue humide très-saburrale; plus de diarrhée; pouls à 88; peau à peine plus chaude qu'à l'état normal; pas de transpiration; 52 inspirations par minute; peu de toux; crachats abondants. A droite et en arrière, souffle et râles crépitants à l'extrême sommet; râles crépitants au-dessus; râles muqueux à la base. Toujours à droite, mais sur le côté et en avant, le souffle constaté hier persiste, seulement les râles crépitants qui l'accompagnent sont plus abondants. Rien au poumon gauche. — Potion de Todd à 120 grammes. On supprime l'acétate d'ammoniaque.

9 février. La nuit a été assez bonne; pas de délire; les forces se relèvent; pas d'appétit; soif moins intense; selles normales. Pouls à 88; peau souple et modérément chaude; très-légère transpiration; 36 inspirations par minute. Matité à peine appréciable en arrière au sommet droit; respiration assez pure au même niveau. Également à droite, mais dans l'aisselle, et au sommet en avant, matité sensiblement moindre; souffle moins intense et mélangé d'abondants râles crépitants de retour; les râles muqueux ont notablement diminué dans le côté droit de la poitrine. Quant au côté gauche, il n'y a rien à noter. — Même traitement.

10 février. Peu de sommeil; pas de délire; langue moins saburrale; un peu d'appétit;

pouls à 82; peu de transpiration; inspirations, 30 à 32 par minute. — Potion de Todd à 100 grammes.

11 février. Sommeil assez bon; la langue se nettoie de plus en plus. Depuis deux ou trois jours les urines sont plus abondantes et peu chargées. — Même traitement.

12 février. Matité presque nulle dans la fosse sus-épineuse droite. Dans les mêmes points, quelques râles muqueux à peine perceptibles. En avant et à droite, encore un peu de matité et de souffle; peu ou point de râles. Rien dans le reste de la poitrine. État général très-satisfaisant.

14 février. Urine abondante; peu ou point de transpiration. A droite, en avant et sur le côté, le souffle a disparu; il ne reste que quelques râles crépitants. Les forces reviennent.

16 février. La malade est restée levée hier pendant un quart d'heure et ne s'est pas trouvée trop faible.

18 février. Hier, la malade est restée debout pendant trois heures et s'en est bien trouvée. Elle a marché une grande partie du temps seule et sans être soutenue.

22 février. La malade marche aisément et se sent assez forte; sommeil régulier; appétit modéré; selles normales; urine abondante; pas de fièvre; pas de transpiration; respiration aisée; plus de toux; plus de crachats; encore un peu de matité relative et de sécheresse du murmure respiratoire au sommet droit en arrière. Exeat.

Observation IV.

Pneumonie au second degré du côté gauche. — Potion de Todd et acétate d'ammoniaque. — Guérison.
(Observation communiquée par M. le professeur Béhier.)

J... (Nicolas), 60 ans, charpentier, entré le 1er juin 1864 dans le service de M. le professeur Béhier. Homme de petite taille, maigre, chétif en apparence, bien portant néanmoins d'ordinaire. A Paris depuis longtemps, ce malade vit dans des conditions hygiéniques mauvaises : il travaille beaucoup et se nourrit assez mal; pourtant il n'a jamais eu aucune maladie sérieuse avant celle qui l'amène à l'hôpital. Il y a trois jours que les accidents ont débuté; la cause est inconnue : très-peu intelligent, il lui est impossible de dire s'il a eu ou n'a pas eu de frisson; on est obligé de s'en tenir à l'examen *de visu*. On ne peut avoir de renseignements sur les antécédents.

Le facies est hébété; pas de délire; langue sèche, rouge sur les bords et au milieu. Le malade semble se plaindre de la tête; il refuse les aliments et demande toujours à boire; pas de nausées; pas de diarrhée; ventre un peu douloureux à la pression; pas de gargouillement dans la fosse iliaque droite ou gauche; pas de dyspnée; toux assez fréquente; crachats blanchâtres; la percussion du thorax ne donne aucun résultat; l'auscultation permet de constater quelques râles muqueux çà et là dans les deux poumons; rien au cœur; pouls à 90; peau chaude, peu sèche; abattement manifeste. — Gomme sucrée; extrait de quinquina, 2 grammes; 2 verres d'eau de Sedlitz; 4 bouillons.

A la visite du soir, le 2 juin, on constate que les crachats sont devenus rouillés; la percussion donne un certain degré de matité au sommet gauche en arrière, et dans le même point on entend un peu de souffle et de bronchophonie. — Vésicatoire.

3 juin. La matité est plus prononcée : elle s'étend dans l'aisselle, ainsi que le souffle qui est actuellement très-manifeste, surtout dans ce dernier point; d'ailleurs l'état du malade n'a pas changé. — Extrait de quinquina, 2 grammes; potion de Todd à 100 grammes; acétate d'ammoniaque, 8 grammes; 4 bouillons.

4 juin. Le malade se sent un peu mieux; il ne se plaint plus de la tête; la langue est moins sèche. Pas d'autres changements. — Même traitement.

8 juin. Sommeil assez bon; un peu d'appétit; pouls à 90; la matité n'a pas changé; râles crépitants de retour au sommet gauche en arrière et dans l'aisselle du même côté; les forces se relèvent; l'expression de la physionomie est meilleure. — Même prescription.

6 juin. Le malade a bien dormi dans la nuit; il demande à manger, la langue est humide; les selles sont régulières; pouls à 90; la peau n'est pas très-chaude; transpiration assez abondante; les crachats sont moins visqueux, mais encore rouillés légèrement; la toux est assez fréquente; la matité est notablement diminuée; le souffle est beaucoup moins intense et mélangé de râles crépitants très-abondants. — Même prescription; bouillons et potages.

7 juin. Pas de changement. — Même traitement.

8 juin. Pouls à 76; transpiration assez marquée; urine plus claire et plus abondante; la matité diminue de plus en plus; le souffle a presque complétement disparu; râles sous-crépitants nombreux; le malade s'est levé un peu. — Même traitement.

9 juin. L'amélioration continue; le malade demande constamment à manger; pouls à 70; chaleur normale de la peau; peu de toux; peu d'expectoration; le souffle a tout à fait disparu; la matité est peu appréciable. — Même prescription; un potage.

Les jours suivants, le malade se lève encore; son intelligence paraît un peu moins obtuse; il mange avec appétit; le sommeil est calme; la toux n'a pas encore cessé. — Même traitement.

13 juin. Plus de matité; plus de souffle; à peine quelques râles muqueux imperceptibles, dans les points qui ont été le siége de la pneumonie; peu de toux; crachats peu abondants, blanchâtres. — On supprime la potion de Todd.

14 juin. Exeat.

Observation V.

Pneumonie du côté droit, au second degré, traitée d'abord par le tartre stibié, puis par la potion de Todd. — Effets très-nets de l'alcool. — Guérison.

T..... (Albertine), 47 ans, cuisinière, entrée le 13 avril 1866 à l'hôpital Beaujon, dans le service de M. Frémy.

Voici ce que la malade raconte. La veille de son admission, sans cause connue, elle fut prise de lassitude, d'insomnie, puis d'un frisson intense suivi d'une douleur très-vive sous le sein droit. La toux survint accompagnée d'expulsion de crachats de sang visqueux; la dyspnée apparut bientôt; la menstruation est très-régulière; la santé est habituellement très-bonne : c'est la première maladie sérieuse. La malade nie toute espèce d'habitudes alcooliques.

État actuel. Prostration très-notable; la peau est chaude; le pouls est régulier, assez plein, à 90; la langue est blanche; pas d'appétit; pas de diarrhée; pas de vomissements; insomnie; 21 inspirations par minute; expectoration visqueuse, dont la couleur ressemble à celle du jus de pruneaux; pas de céphalalgie; pas de transpiration. *Percussion.* sonorité normale en arrière des deux côtés et en avant à gauche; à droite, vers la partie moyenne du poumon, matité relative très-évidente; vibrations thoraciques normales. *Auscultation.* En arrière, des deux côtés et en avant à gauche, le murmure vésiculaire est normal; à droite, dans le tiers moyen, en avant, souffle tubaire intense dans une surface grande comme la paume de la main; râles crépitants très-secs en ce point, perceptibles à l'inspiration seulement; bronchophonie. — Tartre stibié, 0 gr. 20.

15 avril. La pneumonie s'est étendue vers le sommet; pas de délire; pouls à 90; peau chaude et sèche; nausées et vomissements; cinq ou six garde-robes liquides et abondantes depuis le matin; à la visite du soir, la malade est très-abattue; le pouls à 90 est petit, dépressible, régulier; les extrémités sont un peu froides; la face est légèrement grippée. — On suspend la potion stibiée et on la remplace par une potion de Todd à 60 grammes.

16 avril. La malade est moins prostrée que la veille; le pouls est moins petit, moins facilement dépressible, à 80; peau chaude; le facies est presque revenu à son état normal; les évacuations par en haut et par en bas se sont calmées dans la nuit; la pneumonie est stationnaire; elle n'a pas marché, mais elle n'entre pas encore en résolution. — Même traitement.

17 avril. La malade est considérablement mieux : le pouls se relève de plus en plus, il est à 76, la peau a une chaleur normale; la malade a très-bien dormi pour la pre-

mière fois depuis le début des accidents ; pas de vomissements ; pas de diarrhée ; râles de retour très-nombreux ; le souffle est très-diminué. — Même traitement.

18 avril. L'amélioration continue ; sommeil très-calme ; la peau est bonne ; pouls à 66 ; la pneumonie est entrée en pleine résolution. La malade demande à manger.— Même traitement ; une portion.

19 avril. La phlegmasie continue à disparaître ; la convalescence commence ; à aucun moment il n'y a eu de transpiration. — Même traitement.

21 avril. Il reste encore quelques traces de la pneumonie. La malade va de mieux en mieux. — On supprime la potion de Todd.

25 avril. La malade part pour le Vésinet.

Observation VI.

Pneumonie au second degré du côté gauche. — Récidive. — Potion de Todd dans la récidive. — Guérison.

(Observation communiquée par M. le professeur Béhier.)

Le 11 janvier 1864 est entrée la nommée Gauthier (Jeannette), 68 ans, journalière. Femme assez grande, maigre, d'une santé ordinairement bonne : elle n'est pas prédisposée aux rhumes.

La malade toussait un peu depuis quelque temps, lorsqu'il y a cinq jours elle éprouva un refroidissement et fut prise de frissons avec claquement de dents, fièvre et insomnie. Pour tout traitement, elle garda le lit et but de la tisane. Le mal ne diminuant pas, elle entra à l'hôpital, dans le service de M. le professeur Béhier.

A la visite du soir, on trouve la malade dans l'état suivant : Facies anxieux ; langue sèche, soif vive, anorexie ; pas de vomissements ; constipation ; urine rouge peu abondante. Pouls à 96 ; peau chaude et sèche ; rien au cœur ; dyspnée intense ; toux peu fréquente ; crachats rouillés ; douleur à la base de la poitrine à gauche et en dehors ; matité au sommet gauche et à la base en arrière, moins prononcée que celle du sommet ; souffle tubaire intense, accompagné de quelques râles ; bronchophonie manifeste ; à la base, souffle beaucoup moins intense, mélangé de nombreux râles crépitants. — Sinapismes.

12 janvier. L'état de la malade est sensiblement le même qu'hier soir. — Gomme sucrée ; potion de Todd à 100 ; bouillons et potages.

13 janvier. Le souffle est toujours très-intense au sommet et n'est plus mélangé de râles. Les autres phénomènes n'ont pas changé. — Tartre stibié 20 centigrammes ; extrait de quinquina, 2 grammes, à prendre après l'émétique ; vésicatoire.

14 janvier. Apparition au sommet de râles crépitants de retour ; rien à la base que des

râles sous-crépitants. Malgré cette amélioration des phénomènes locaux, l'état général est peu satisfaisant. La malade est extrêmement affaiblie. Le pouls est médiocrement fréquent, mais très-faible. Il y a beaucoup de délire, surtout la nuit. — On supprime le tartre stibié. On donne : extrait de quinquina, 2 grammes, acétate d'ammoniaque, 10 grammes; vin de Bordeaux.

Les jours suivants, l'amélioration de l'état local fait de rapides progrès, mais l'état général s'amende beaucoup moins vite. Il y a toujours un peu de délire. La faiblesse est toujours assez grande. Les extrémités ont de la tendance à devenir froides. L'urine et les matières fécales sont rendues involontairement. — Même traitement.

18 janvier. Il n'y a plus au sommet que des râles sous-crépitants et à la base que des râles muqueux. La malade est très-faible, mais elle n'a plus ni fièvre ni délire et le sommeil est revenu. L'émission de l'urine et des matières fécales est toujours involontaire. — Même traitement; une portion.

20 janvier. La malade s'étant refroidie, a repris de la fièvre et tousse davantage. Les râles subsistent au sommet gauche sans matité prononcée. — Vésicatoire.

21 janvier. Même état. La malade n'est pas allée à la selle depuis plusieurs jours. — Lavement purgatif; le reste *ut supra*.

22 janvier. Pas de délire; langue sèche, fièvre, dyspnée; douleurs thoraciques vagues; toux fréquente; crachats verdâtres épais et adhérents. En explorant avec soin la poitrine, on trouve au sommet droit, en arrière, une matité assez prononcée, et dans le même point du souffle et de la bronchophonie. — Potion de Todd à 80 grammes; bouillons et potages.

23 janvier. Même état. Potion de Todd à 100 grammes.

24 janvier. La malade prend sa potion avec grand plaisir; elle a repris des forces. Le souffle est moins intense et mélangé de râles crépitants; la matité est un peu moindre. — Potion de Todd à 150 grammes.

26 janvier. Peu de sommeil, à cause de la toux qui est très-fréquente; léger appétit; peu ou point de fièvre; souffle à peu près nul; râles crépitants abondants; râles sonores dans toute l'étendue des poumons. Il est à noter que, depuis la rechute de la malade et malgré l'usage de la potion de Todd, les diverses excrétions ne paraissent avoir subi aucune modification dans leur abondance.

28 janvier. Appétit croissant; pas de fièvre; phénomènes locaux sans changements. — Potion de Todd à 80 grammes; une portion.

3 février. Plus de matité; plus de souffle; plus de râles crépitants; quelques râles sonores dispersés dans les deux poumons. Etat généralement satisfaisant. — On supprime la potion de Todd.

8 février. La malade tousse toujours. Elle a des râles ronflants, sibilants et muqueux

dans les deux poumons, surtout dans le poumon droit. Crachats difficilement expulsés. — Kermès, 0 gr. 15.

15 février. Les râles crépitants ont disparu à peu près complétement. L'état général est très-satisfaisant, seulement il y a toujours une certaine tendance à la constipation. Les orces reviennent de plus en plus. — On supprime le kermès.

15 février. On ajoute à la prescription de la malade 3 gr. d'extrait de quinquina. 2 portions.

15 février. Bien que les poumons ne soient plus le siége d'aucun râle et qu'ils paraissent revenus dans leur condition normale, cependant la toux est toujours fréquente et entraîne chaque nuit une insomnie plus ou moins complète, très-pénible pour la malade. — Potion avec 8 grammes de sirop de morphine.

Depuis plusieurs jours déjà, la toux a presque complétement cessé. Le sommeil est revenu; les fonctions digestives s'accomplissent régulièrement. La malade a repris des forces : elle se lève et marche bien; elle demande son exeat.

Observation VII.

Pneumonie au second degré. — Potion de Todd. — Guérison.

(Observation communiquée par M. le professeur Béhier.)

Lagrive (Marie), 44 ans, fondeur en caractères, entré dans le service de M. le professeur Béhier le 28 mars 1864.

C'est un homme de petite taille, maigre, d'une santé ordinairement bonne. Il n'a jamais eu qu'un érysipèle de la face, il y a deux ans.

Il habite un logement humide, peu aéré, dépourvu de lumière ; il se nourrit assez mal. Adonné autrefois à l'eau-de-vie, il n'en boit plus depuis environ quinze ans, mais, en revanche, il boit du vin en excès, et s'enivre complétement au moins une fois par mois.

Le 21 mars, sans cause connue, il fut pris de toux, d'anorexie, de lassitude, et commença à expectorer des crachats blancs. Il n'y eut pas de frisson. Au bout de deux ou trois jours, les crachats furent mêlés de sang. Le malade se borna d'abord à garder le lit et à boire de la tisane, mais le mal paraissant s'aggraver, il entra à l'hôpital.

29 mars. A la visite, il accuse de la céphalalgie, de l'insomnie Il n'a pas de délire. La langue est saburrale, la bouche pâteuse. Anorexie. Soif vive ; pas de diarrhée. Pouls à 108. Peau chaude ; transpiration assez abondante, surtout pendant la nuit. Le malade dit ne pas sentir de gêne en respirant ; cependant, on compte 36 inspirations par minute. Toux fréquente. Crachats abondants et rouillés. Douleur siégeant à la partie externe de la base du thorax, du côté droit, augmentant à la pression et dans les efforts

de toux. Matité dans tout le lobe inférieur du poumon droit, surtout à l'extrême base. Souffle dans les mêmes points, un peu voilé à sa partie inférieure, retentissant dans le côté gauche de la poitrine. Bronchophonie à la limite supérieure du souffle : bronchoégophonie manifeste dans la partie inférieure. Râles muqueux et ronflants disséminés dans les deux poumons, mais plus abondants dans le poumon droit, surtout à sa base.

Rien au cœur. État général très-déprimé. Gomme sucrée. Potion de Todd à 120. Vésicatoire ; quatre bouillons.

30 mars. La céphalalgie et la douleur de tête ont disparu. La toux et l'agitation fébrile ont empêché le sommeil. Un peu de cystite cantharidienne. Pouls à 80. Peau fraîche.

Transpiration très-abondante dans le courant de la journée, et surtout pendant la unit.

Toux moins fréquente ; 26 inspirations par minute.

Douleur de côté disparue. Souffle diminué accompagné dans toute son étendue de râles de retour.

Le malade déclare qu'il se sent beaucoup mieux. Ses idées paraissent plus nettes que la veille. — Même traitement.

31 mars. Pas de changement. — Même traitement,

1er avril. Légère céphalalgie. Le sommeil est venu. Pas de diarrhée. Pouls à 80.

Souffle de moins en moins intense, mélangé de râles crépitants très-abondants. Le léger épanchement constaté le 29 mars, paraît entièrement résorbé. L'état général s'améliore d'une manière remarquable. — Même traitement.

4 avril. Langue humide ; appétit ; la toux persiste ; la matité a notablement diminué. Le souffle est à peine perceptible. Les râles sont plus gros et moins nombreux que les jours précédents.

Bagnols, 200 grammes; julep diacodé. Une portion. — On supprime la potion de Todd.

5 avril. Le malade a dormi assez bien. Il y a eu dans la journée une épistaxis copieuse, et pendant la nuit, une transpiration très-abondante. La toux est moins fréquente. Les crachats sont blanchâtres. — Même prescription. On ajoute 2 grammes d'extrait de quinquina.

6 avril. État général excellent. Matité à peu près nulle. Plus de souffle. A peine trouve-t-on encore quelques râles muqueux tout à fait à la base.

11 avril. Le malade se lève. Tous les phénomènes locaux ont disparu, — Deux portions.

14 avril. Exeat.

OBSERVATIONS VIII.

Pneumonie du côté droit au second degré. — Potion de Todd. — Guérison.
(Observation communiquée par M. le professeur Béhier.)

Le 17 avril 1864, est entré Wehrbach (Oscar-Charles), âgé de 26 ans, journalier à Paris depuis dix ans.

De taille moyenne, bien musclé, d'une santé ordinairement bonne, cet homme n'a jamais eu d'autre maladie qu'une éruption furonculeuse légère, lors de son arrivée à Paris. Il habite un logement sain ; mais, par son peu de ressources, il se nourrit assez mal. Il ne fait jamais abus ni de vin ni d'alcooliques.

Il y a quatre jours, le malade s'aperçut qu'il avait perdu ses forces, au point de ne pouvoir qu'à grand'peine se tenir debout. Il n'eut aucun frisson, mais il éprouvait de la céphalalgie. Le soir il prit un potage et le vomit quelques instants après. Il en fut de même du thé qu'il but ensuite. En même temps la toux survint, accompagnée d'une douleur dans le côté gauche de la poitrine, et de crachats mélangés de sang. Le malade se mit alors au lit et à la diète, ne prenant autre chose que de la tisane. Il eut encore un vomissement dans la nuit du 16 au 17.

18 avril. On le trouva dans l'état suivant à la visite : Il accuse de la céphalalgie, de l'insomnie. Il n'a pas de délire. La langue est saburrale, rouge à la pointe et sur les bords. La bouche est pâteuse. Inappétence. Soif vive, pas de diarrhée. Peau chaude, pouls à 100. Pas de transpiration. Douleur de côté assez vive. Toux assez fréquente. Pas de dyspnée. Crachats rouillés et visqueux. Matité à la partie moyenne du poumon gauche en arrière. Souffle bronchique dans la même étendue, accompagné de quelques râles crépitants. Bronchophonie au même niveau. Râles sous-crépitants, nombreux à la base du poumon gauche en arrière. Quelques râles sonores dispersés çà et là dans les deux poumons. Rien au cœur. État général assez déprimé. Gomme sucrée. Potion de Todd à 100 gr. Vésicatoire. Quatre bouillons.

19 avril. Douleur de côté diminuée. Souffle moins intense. Râles crépitants plus nombreux. L'état général est un peu relevé. Pas d'autres changements. Même traitement.

20 avril. Langue un peu moins saburrale. Bouche un peu moins sèche. Rien dans l'urine. Pouls à 100. Transpiration peu abondante. Plus de douleur de côté, Toux diminuee. Muquosité moindre des crachats. Le souffle a complétement disparu. Les râles sous crépitants existent en abondance. Même traitement.

21 avril. Langue à peu près normale. Pouls à 80. Peau bonne. Même traitement.

22 avril. Appétit. La soif est éteinte. Pouls à 72. Même traitement.

23 avril. Les forces reviennent. L'amélioration fait de continuels progrès. Pas de diarrhée. Même traitement. Une portion.

28 avril. Le malade est en convalescence. Il se lève. Plus de râles ni de matité. Il sort guéri le 30 avril.

Observation IX.

Pneumonie au second degré, du côté droit.—Potion de Todd et acétate d'ammoniaque. Guérison.

(Observation communiquée par M. le professeur Béhier.)

Le 21 avril est entrée la nommée Grillot, 77 ans, journalière.

C'est une femme de taille assez élevée, maigre, d'une santé ordinairement assez bonne, vivant dans des conditions hygiéniques passables. Elle toussait déjà depuis longtemps, lorsqu'il y à huit jours elle éprouva un refroidissement, commença à tousser davantage et à ressentir une douleur dans le côté droit de la base du thorax. En même temps survint un frisson avec claquement des mâchoires, accompagné d'un affaiblissement et d'une sensation de malaise très-prononcés. Le malade ne fit d'abord aucun traitement, mais, son état s'aggravant, elle prit le parti de venir à l'hôpital. Elle fut placée dans le service de M. le profeseur Béhier.

Le 22 avril, on la trouve dans l'état suivant : peu ou point de céphalalgie : peu de sommeil. Pas de délire. Yeux excavés. Langue un peu blanche, sèche. Anorexie. Soif vive, pas de vomissements ni de nausées. Selle régulière. Urine rouge peu abondante. Pouls à 100. Peau assez chaude. Peu ou point de transpiration. Rien du côté du cœur.

Toux fréquente. Crachats assez abondants, légèrement rouillés, adhérents au vase. Respiration peu accélérée.

Matité à droite en arrière, au niveau du lobe moyen des poumons.

Dans le même point bronchophonie : souffle bronchique mélangé de râles, très-fins peu nombreux et entourés d'une zone de râles muqueux assez abondants. Quelques râles sous-crépitants à la base de l'un et de l'autre poumon, en arrière.

Parole lente. Forces assez déprimées.

Gomme sucrée. Potion de Todd à 100 gr. Vésicatoire. Quatre bouillons.

23 avril. Même état. Pourtant les forces sont moins déprimées qu'hier.

24 avril. Facies meilleur. Un peu de sommeil. Pas de délire. Langue et bouche moins sèches. Urine moins rouge. Pouls à 92. Peau moins chaude, assez souple. Crachats moins teintés. La matité persiste. Le souffle est beaucoup moins intense, et mélangé de râles sous-crépitants nombreux.

25 avril. Rien de nouveau.

26 avril. Le souffle a complétement disparu. Il est remplacé par des râles sous-

crépitants nombreux; il y a encore une légère matité au niveau de ces râles. Même traitement. On ajoute 8 gr. d'acétate d'ammoniaque. Pouls à 80. Peu ou point de transpiration. Les forces se relèvent de plus en plus.

29 avril. Sommeil passable. Langue bonne. Appétit : peu de soif. Un peu de diarrhée; Pouls à 72; plus de matité. Crachats blanchâtres peu adhérents. Râles muqueux peu nombreux dans le point antérieurement occupé par la pneumonie. Quelques râles semblables à la base des deux poumons en arrière.

30 avril. Même état. Même prescription. Une portion.

2 mai. La malade a eu plusieurs selles diarrhéiques. Elle tousse toujours et semble un peu plus déprimée que les jours précédents. On supprime la potion de Todd et l'acétate d'ammoniaque. Opium 0 gr. 10. Un demi lavement avec douze gouttes d'acétate de plomb et six gouttes de laudanum.

3 mai. La diarrhée a disparu.

4 mai. Même état. Deux portions.

5 mai. Encore un peu de diarrhée. Toujours de la toux. Peu ou point de râles dans les poumons. Sirop de morphine, 15 gr. Une portion.

6 mai. Même état. Toujours quelques selles diarrhéiques. Sous-nitrate de bismuth, 15 gr. Le reste du traitement *ut supra*.

9 mai. La malade tousse encore un peu, mais on ne trouve plus dans les poumons que quelques râles muqueux à la base. L'état général est assez bon, malgré la persistance de la diarrhée. Même traitement.

15 mai. La malade se lève depuis deux ou trois jours et s'en trouve très-bien. La diarrhée a complétement disparu. Deux portions.

16 mai. La malade part pour le Vésinet.

Observation X.

Pneumonie au second degré. — Potion de Todd. — Guérison.

G..... (Nicolas), 65 ans, concierge, entré, le 10 avril 1865, à l'hôpital de la Charité, dans le service de M. le professeur Béhier.

Voici ce que raconte le malade : Il y a huit jours, après un refroidissement, il ressentit une violente douleur sous le mamelon droit, puis il eut de la dyspnée, du frisson, de la céphalalgie, de la fièvre, de la toux et des crachats opaques, visqueux, qui, le lendemain, furent colorés en brun : ils rappelaient par leur coloration, dit le malade, celle du jus de pruneaux.

C'est la quatrième fois depuis dix ans que ces accidents se renouvellent, et ce fut toujours, paraît-il, le poumon droit qui s'enflamma. Depuis très-longtemps existe une bronchite chronique dont le début est inconnu. Pas d'habitudes alcooliques.

État actuel. 11 avril. Crachats d'un rouge sombre, très-adhérents, tellement caractéristiques que leur inspection suffit pour faire le diagnostic. Douleur moins vive qu'au début sous le mamelon droit; peau chaude, pouls plein à 108; pas de sueur; langue sale, humide. Pas de vomissements, pas de diarrhée; céphalalgie. Le malade est affaissé, le facies est coloré. Dyspnée marquée (28 inspirations). Pas de délire.

Percussion : Matité très-prononcée dans les deux tiers inférieurs du poumon droit en arrière; rien en avant. Sonorité normale du poumon gauche; vibrations thoraciques plus fortes en arrière à droite qu'à gauche.

Auscultation : Souffle tubaire et râles crépitants nombreux, mélangés de râles sonores dans toute l'étendue de la matité; respiration puérile au sommet et en avant, ainsi que dans le poumon gauche; bronchophonie. La maladie est à la période d'état. — Potion de Todd à 200 grammes.

12 avril. Pouls à 108; dyspnée aussi marquée; 28 inspirations. Langue humide et sale. Les crachats sont un peu moins teintés. Après la toux, on perçoit dans le tiers moyen seulement des râles fins humides et aussi nombreux pendant les deux temps de la respiration. Dans le tiers inférieur, on n'entend que du souffle tubaire. Même degré d'affaissement que la veille. Pas de délire. Sueur assez abondante. — Même traitement.

13 avril. Même état local; pouls plus plein, à 108. Pas d'autres changements à noter. — Même traitement.

14 avril. Pouls à 108. La peau est moins chaude. Bon sommeil. La langue est humide et beaucoup moins blanche que précédemment. Même état local, moins d'affaissement. Le malade se plaint de la difficulté de l'expectoration, parce que les crachats sont trop visqueux. A titre d'essai, on donne 9 grammes de bicarbonate de soude dans trois pots de tisane. — Vésicatoire sur la poitrine; même potion.

15 avril. Les crachats sont beaucoup moins gluants et beaucoup plus faciles à expulser : le malade le dit de lui-même. Il y a des râles de retour très-nombreux dans les deux tiers inférieurs du poumon droit; la respiration est plus facile. Peau bonne; pouls à 90. Le malade reprend des forces. — Même traitement.

17 avril. Les crachats sont muqueux et mousseux. Râles sibilants nombreux. Peau bonne. Pouls à 80-84. On supprime le bicarbonate de soude. — Même potion de Todd; extrait de quinquina, 4 grammes.

19 avril. Le malade est en pleine convalescence. L'état local du poumon s'améliore de plus en plus. L'état général est de plus en plus satisfaisant. — Même traitement.

23 avril. Le dépôt plastique du poumon n'est pas encore résorbé en entier. Suppression de la potion de Todd. — Une portion.

26 avril. Presque plus rien dans le poumon.

Le malade part pour Vincennes complétement guéri, le 3 mai.

OBSERVATION XI.

Pneumonie au second degré du côté gauche. — Potion de Todd. — Guérison.

(Observation communiquée par M. le professeur Béhier.)

Le 8 avril 1864, entre à l'hôpital de la Pitié, salle Saint-Paul, le nommé L...., commissionnaire, âgé de 60 ans.

Cet homme, qui semble d'une constitution assez affaiblie, se dit pourtant vigoureux et fort, et n'a eu jusqu'à présent aucune maladie sérieuse.

Il est malade depuis huit jours, et raconte que, rentrant le soir chez lui à la nuit d'une course fatigante faite par un temps de pluie et de neige, il fut pris d'un frisson qui le força à se mettre au lit. Il eut de la fièvre, une soif vive, et le lendemain, au côté gauche de la poitrine, un peu en avant, une douleur diffuse, s'exaspérant pendant l'inspiration. La toux se manifesta très-fréquemment, en donnant lieu à l'expulsion de crachats d'un jaune rougeâtre, visqueux, adhérents.

Ce jour-là et les jours suivants, rien de nouveau, qu'un peu d'augmentation de la douleur. La fièvre persiste. Urine rouge, sédimenteuse. Miction difficile. Le malade dit qu'il s'est borné à ne pas manger et à boire des boissons émollientes.

A son entrée à l'hôpital, on constate tout d'abord un abattement très-marqué des forces. Le malade répond très-lentement aux questions qu'on lui adresse, et c'est à peine si, mis sur son séant, il peut se soutenir pour se prêter à l'examen de la poitrine. Il se plaint de douleur au côté gauche. Le respiration est courte et difficile; les crachats sont rouillés, aérés et visqueux. On constate une pneumonie en voie de résolution à gauche. A la percussion, matité à la partie antérieure de l'aisselle sur une assez grande étendue. A l'auscultation, souffle rude, sonore dans toute cette partie. Pas de râles crépitants; selles et urines normales. — Vésicatoire, potion de Todd à 100 grammes.

Le lendemain et les jours suivants, même traitement. — Pas de délire.

Dès le second jour, la potion de Todd est donnée à la dose de 120 grammes. Un changement notable se manifeste dans l'état général, qui est très-amélioré. Les forces reviennent rapidement. La fièvre, peu intense déjà à l'entrée du malade, est complétement tombée. Il dit qu'après la potion, il sent lui monter à la tête des bouffées de chaleur qui se dissipent promptement. Aucun changement dans la sécrétion des urines. Quelquefois dans la journée sueur abondante revenant irrégulièrement. Chaque jour l'auscultation fait entendre un souffle diminuant progressivement de rudesse.

Le 14 avril, le poumon a presque repris sa densité normale, et le souffle a presque entièrement disparu. — Même traitement.

Le 19 avril, le malade est en pleine convalescence. — On supprime la potion de Todd. Extrait de quinquina, 2 grammes. Une portion.

Le 25 avril, le malade est complétement guéri et dirigé sur Vincennes.

OBSERVATION XII.

Tubercules pulmonaires; caverne au sommet droit. — Complication de pneumonie du côté droit. — Potion de Todd. — Guérison de la pneumonie.

(Observation communiquée par M. le professeur Béhier.)

G..... (Elisabeth), 60 ans, ouvrière en coton, entrée dans le service de M. Béhier le 8 février 1864.

Femme de petite taille, maigre, d'une santé ordinairement bonne avant ces trois dernières années: elle n'a jamais été sujette à s'enrhumer. Une seule grossesse : enfant né à terme et mort au bout de quinze jours. Ménopause à 53 ans. Pas de renseignements sur l'hérédité, la malade n'ayant pas connu sa famille. Logement sain. Nourriture mauvaise.

Il y a trois ans, à la suite de fatigues et de refroidissement, la malade commença à tousser. Depuis, la toux n'a jamais cessé. Pendant les deux premières années, il y a eu de temps en temps des hémoptysies et des vomissements bilieux ou contenant des aliments; jamais de diarrhée. Depuis un an, il y a eu des sueurs nocturnes fréquentes et très-abondantes. La malade maigrit de plus en plus. — Le traitement a consisté jusqu'ici en tisanes, pilules calmantes et en vin de quinquina.

A son entrée, la malade est dans l'état suivant : Fonctions digestives régulières, sauf une soif habituelle sssez vive et un certain degré de constipation. Pas de fièvre; sommeil assez bon; transpiration nocturne abondante; rien dans l'urine; rien du côté du cœur; douleur siégeant depuis longtemps dans le flanc droit et consécutive aux efforts de toux; crachats abondants nummulaires; matité au sommet des deux poumons, surtout à droite; au sommet gauche, respiration sèche, expiration prolongée, quelques craquements; au sommet droit, respiration et voix caverneuses en avant et en arrière; râles muqueux et sonores dispersés dans toute l'étendue des poumons. La malade paraît très-affaiblie par la misère et la maladie. Elle n'a jamais fait un usage habituel des alcooliques. — Gomme sucrée; julep diacodé; bouillons et potages. Plus tard, une portion.

12 février. La malade se sent plus faible et plus souffrante que d'habitude. Elle a été prise hier soir d'un frisson avec claquement de dents; pourtant il y a eu un peu de sommeil dans la nuit. Pas de changement du côté de l'urine ou de la transpiration. Pouls à 104. Peau fraiche. Respiration beaucoup plus difficile que les jours précédents. Douleur de côté plus intense. Crachats verdâtres et assez adhérents. Indépendamment des signes physiques constatés précédemment, on trouve, en explorant la poitrine, de la matité peu étendue à la

base droite, en arrière. Râles crépitants manifestes dans le même point. Au traitement on ajoute une potion de Todd à 100 gr.

15 février. Un peu de sommeil dans la journée. Pas de transpiration. Nouveau frisson ce matin au moment où on a fait le lit de la malade. Respiration plus facile. Douleur de côté moindre. Le râle crépitant a fait place à un souffle bronchique très-peu intense. Même traitement.

14 février. La malade a passablement dormi et a transpiré abondamment cette nuit. Pas de frissons. Urine assez rouge. Douleur de côté presque nulle. Les forces sont manifestement relevées. Même traitement.

15 février. Sommeil agité. Peu de transpiration. Peau assez chaude. Plus de matité ni de souffle, ni de râles crépitants. Même traitement. Les jours suivants, la malade ne présente plus d'autres symptômes que ceux de la phthisie. Le pouls tombe à 100.

16 février. Elle éprouve quelques symptômes d'embarras gastrique, dont on constate le 17, la disparition spontanée.

20 février. On lui donne une portion.

25 février. On en prescrit deux, ainsi que des côtelettes, et on supprime la potion de Todd.

3 mars. La malade quitte l'hôpital sur sa demande. Son état est sensiblement le même qu'à l'entrée.

OBSERVATION XIII.

Pneumonie au second degré du côté droit. — Potion de Todd. — Guérison de la phlegmasie.

L..... (Marie), 72 ans, journalière, entrée le 19 avril 1865 à la Charité, dans le service de M. le professeur Béhier. Il est assez difficile d'obtenir des renseignements, vu l'obtusion intellectuelle de la malade ; cependant elle dit qu'il y a huit jours elle fut prise de toux, sans douleur de côté, après un refroidissement. Elle se portait parfaitement bien jusque-là. Habitudes alcooliques. Les autres détails sont trop incomplets pour être consignés.

État actuel. 19 avril. Face vultueuse. Langue un peu sèche au milieu et très-blanche sur les bords. Herpès labialis en déclin sur les lèvres. Affaissement. Peau chaude. Pouls à 64, assez plein. Pas de dyspnée sensible. 20 inspirations. Pas d'expectoration. Toux peu intense. Pas de diarrhée. Pas de vomissements. Inappétence. — *Percussion.* Matité relative en arrière dans le tiers moyen du poumon droit. Légère augmentation des vibrations thoraciques. Dans tous les autres points rien d'anormal. — *Auscultation.* Souffle tubaire très-net et intense. Râles crépitants nombreux. Résonnance de la voix dans le point correspondant à la matité et s'étendant un peu dans l'aisselle. Rien au poumon gauche. Rien au cœur. Potion de Todd à 200 gr.

20 avril. Pas de changements notables. Outre la potion de Todd, on prescrit : extrait de quinquina, 2 gr.

21 avril. La pneumonie se limite à l'aisselle. Râles de retour assez abondants. Souffle moins fort. La malade paraît un peu surexcitée. On ne donne qu'une potion de Todd à

22 avril. L'état local continue à s'améliorer. Le langue est humide. La malade est moins loquace. Pas de diarrhée. Même traitement.

24 avril. La malade continue à aller bien, l'état local n'a pas changé notablement depuis la veille. Le pouls est à 64, la peau est fraîche, la langue est humide, l'appétit revient un peu. Potion de Todd à 80 gr. ; extrait de quinquina, 2 grammes.

26 avril. Même état.

28 avril. La malade a été reprise de délire dans la nuit. L'état local n'est pas aggravé ; il y a, au contraire, une amélioration telle qu'on peut considérer la phlegmasie comme terminée. La langue est humide, pas de diarrhée, abattement notable. On ne sait à quoi attribuer le délire. A partir de ce jour la malade va en déclinant de plus en plus et meurt le 6 mai, dans une perte absolue de connaissance. La potion de Todd a été supprimée le 30 avril.

Autopsie. — Le poumon gauche à sa base est congestionné, ainsi que le droit, par suite de l'agonie. Le poumon droit sur sa partie latérale présente un noyau grand comme la paume de la main environ, d'une couleur rouge, crépitant mal, surnageant, humide à la coupe avec quelques saillies vésiculaires, et ressemblant tout à fait à l'état fœtal. Il y a eu, bien évidemment, une inflammation en ce point, et les produits plastiques n'étaient probablement qu'incomplétement résorbés. Les autres parties du poumon sont normales. Rien dans l'encéphale, rien au cœur. État normal des viscères abdominaux.

Observation XIV.

Pneumonie au troisième degré du côté gauche. — Complication d'une péricardite. — Potion de Todd. — Mort.

(Observation communiquée par M. le professeur Béhier.)

A.. (Adèle), 67 ans, entrée le 18 mai 1864 dans le service de M. le professeur Béhier. Cette femme est malade depuis huit jours ; elle ignore la cause de sa maladie et ne se rappelle pas avoir été exposée au froid. Au début elle éprouva de la courbature, de la céphalalgie, une douleur à la partie latérale gauche du thorax, au-dessous de l'aiselle ; elle toussa. Pas de frissons.

1er mai. *État actuel.* Visage pâle, jaunâtre, amaigri, fatigué, exprimant la souffrance ; céphalalgie, anorexie, soif vive ; langue sèche, couverte d'un enduit jaunâtre ; peau chaude, pas de sueur, pouls dépressible, à 96 ; urine rouge, grande dyspnée. La malade gémit et se plaint de souffrir au côté et au creux épigastrique. La percussion fait reconnaître de la matité à la partie moyenne et latérale gauche de la poitrine. Souffle dans le même point et bronchophonie. La toux n'est pas très-fréquente, mais douloureuse. L'expectoration est difficile, peu abondante, visqueuse, et sa coloration est d'un vert brunâtre. Grande faiblesse. Etat général mauvais. Potion de Todd à 80 gr., acétate d'ammoniaque 8 gr. Vésicatoire ; bouillons.

20 mai. L'état de la malade est un peu amélioré. La prostration des forces semble avoir diminué. Le souffle a presque disparu, et on entend des râles bulaires au niveau de la matité. La malade a un peu dormi. Une garde-robe normale, pas de sueur ; la peau est moite ; pouls à 100, mais plus régulier et plus fort que la veille ; la langue est moins sèche ; plus de céphalalgie ; la douleur de côté a diminué ; crachats verts porracés, peu abondants ; soif vive ; la dyspnée a peut-être un peu diminué. Teinte subictérique de la peau ; les pommettes sont plus colorées que la veille. Même traitement ; potion de Todd à 100 gr.

21 mai. Même état ; les forces se soutiennent, malgré les progrès que fait la lésion ; souffle intense, étendu à presque tout le côté gauche de la poitrine ; langue sèche ; peau chaude ; pas de sueur ; soif vive ; pas de diarrhée ; pas de céphalalgie. Les autres symptômes n'ont pas changé. — Vésicatoire sur le devant de la poitrine ; même traitement.

22 mai. Même état que la veille ; même traitement ; vésicatoires aux deux bras et aux deux mollets.

23 mai. Dyspnée intense ; les extrémités sont froides ; pouls petit ; la malade souffre toujours beaucoup, cependant elle ne semble pas s'être affaiblie.

25 mai. Les lèvres sont violacées, les extrémités froides ; le pouls est à peine sensible, irrégulier ; peu de toux ; les yeux sont hagards ; à l'auscultation du thorax, on entend dans tout le côté gauche en arrière, un souffle fort, mêlé de râles sous-crépitants humides ; la pneumonie est probablement au troisième degré ; la malade meurt à midi.

Autopsie faite le 27 mai. Tout le poumon gauche, dans toute sa hauteur, offre de l'hépatisation grise : à la partie moyenne surtout, la suppuration est plus avancée ; le poumon serré entre les doigts se réduit en une pulpe grisâtre, imprégnée de pus ; le tissu est ramolli ; vers le sommet, le ramollissement est moins complet, quoique le tissu pulmonaire soit entièrement passé à l'état d'hépatisation grise. A la base on trouve encore quelques noyaux peu considérables, n'ayant subi que l'hépatisation rouge ; le poumon droit est un peu engoué, mais crépitant, présente au sommet deux ou trois petits tubercules crus. Du côté gauche existent des adhérences pleurales peu abondantes et peu solides, mais plus adhérentes en avant au sternum ; le péricarde est adhérent à la plèvre et au sternum ; la face libre du feuillet viscéral et du feuillet pariétal est recouverte d'une fausse membrane aréolaire, reticulée, de 2 à 3 millimètres d'épaisseur ; elle n'est pas assez adhérente pour qu'on ne puisse en raclant la séparer du péricarde ; sa coloration est jaunâtre ; elle est baignée par un épanchement trouble ne contenant pas de fausses membranes flottantes ; l'endocarde et les cavités cardiaques n'ont aucune altération ; tous les autres organes sont sains.

Observation XV.

Pneumonie au second degré (?) du côté droit. — Potion de Todd au septième jour. — Mort.

(Observation communiquée par M. le professeur Béhier.)

Le 19 avril 1864, est entré à la salle Saint-Paul, service de M. le professeur Béhier, le nommé Bl.... (Jean), 59 ans, imprimeur. C'est un homme robuste, de haute stature, fortement constitué. Il a eu une fracture de cuisse. Il a des varices peu accusées aux membres inférieurs. Il vit dans de bonnes conditions hygiéniques, jamais il ne boit d'eau-de-vie, mais il lui arrive souvent de s'enivrer avec du vin. Il a le facies des individus adonnés à l'ivrognerie. Il y a six semaines, à la suite d'un coup d'air, le malade eut un abcès du conduit auditif externe, abcès qui guérit facilement. S'étant refroidi, il y a six jours, il fut pris, en sortant de son travail, de malaise, de frisson avec claquements de dents, et enfin d'une douleur à la partie externe et inférieure du côté droit du thorax. Le lendemain il garde le lit ; son état s'était aggravé. Il était survenu de la toux, des crachats, une diarrhée intense et même des selles involontaires. Cette diarrhée, qui dura quatre jours, provoqua un grand affaiblissement. Le 18, le malade se leva et alla consulter un médecin qui l'engagea à entrer à l'hôtital.

20 avril. Voici dans quel état est le malade. Céphalalgie. Insomnie. Un peu de délir. Langue blanche, un peu sèche. Anorexie. Soif vive. Pas de vomis-

sements ni de nausées. Selles régulières. Urine normale. Pouls à 80, peu développé. Peau modérément chaude, assez souple. Pas de transpiration. Rien au cœur. Dyspnée assez notable : 36 inspirations. Toux fréquente. Crachats rouillés et contenant même du sang pur. Douleur de côté moindre que les jours précédents. Matité dans les deux tiers supérieurs de la face postérieure du poumon droit. Dans la même étendue, on trouve du souffle mélangé de râles crépitants. Râles sous-crépitants à la base. En avant, râles ronflants des deux côtés. Prostration assez grande.

21 avril. Le malade n'a pas vomi, mais il a eu plusieurs selles liquides; céphalalgie ; pas de délire ; il y a eu un peu de sommeil. Langue saburrale, humide ; anorexie ; soif moins vive ; pouls à 84 ; peau assez chaude ; transpiration assez abondante dans la nuit; toux moins fréquente; la dyspnée n'a pas changé; 36 inspirations ; douleur de côté moins intense ; les signes physiques ne se sont pas beaucoup modifiés; les râles crépitants mêlés au souffle sont peut-être un peu plus abondants ; les forces sont un peu relevées. — Même traitement ; vésicatoire.

22 avril. Il y a eu cette nuit, un peu de délire ; le malade dit avoir un léger appétit; la soif est moindre que la veille; 8 ou 10 selles diarrhéiques; pouls à 84 ; toujours un peu de transpiration; crachats verdâtres, adhérents et un peu sanguinolents; douleur de côté presque nulle; souffle moindre; râles crépitants très-abondants; râles de bronchite moins nombreux. — Potion de Todd à 120 grammes; extrait de quinquina, 2 grammes.

23 avril. Sommeil assez bon ; pas de délire ; céphalalgie ; langue blanche, humide ; appétit ; pas de soif ; la diarrhée continue ; pouls à 76 ; transpiration très-abondante dans la nuit ; 30 inspirations ; crachats d'un blanc jaunâtre, non sanguinolents ; peu de toux ; mêmes signes physiques ; un peu plus de forces.

24 avril. La céphalalgie a diminué; la diarrhée a cessé; les deux poumons sont remplis de râles sibilants, ronflants et muqueux très-abondants; la dyspnée est un peu plus intense que la veille. — On supprime la potion de Todd; ipéca, 3 grammes; extrait de quinquina et bouillons.

25 avril. Il n'y a eu qu'un seul vomissement ; délire durant toute la nuit; prostration considérable; le malade ne répond pas ou ne répond que d'une façon inintelligible aux questions qu'on lui fait ; diarrhée légère ; pouls à 100 ; 40 inspirations ; bronches aussi engouées que la veille ; lèvres et oreilles un peu cyanosées. — On prescrit de nouveau la potion de Todd à 120 grammes.

26 avril. Le malade meurt à quatre heures du matin ; l'autopsie n'a pu être faite.

Observation XVI.

Pneumonie autour d'une masse tuberculeuse au sommet du poumon droit. — Potion de Todd. — Mort.

(Observation communiquée par M. le professeur Béhier.)

G..... (Jean), 66 ans, peintre, entré le 26 mars 1864, salle Saint-Paul, service de M. le professeur Béhier.

C'est un homme de taille moyenne, maigre, d'une santé ordinairement bonne, s'enrhumant facilement, mais ne toussant pas habituellement. Ce malade prétend avoir été atteint, il y a une quinzaine d'années, d'une affection pareille à celle qui l'amène aujourd'hui à l'hôpital, et avoir été traité à cette époque par M. Piorry. Autrefois il avait des hémorrhoïdes, mais depuis dix ans environ, il n'en ressent plus. Quelquefois il fait des excès de vin, mais ne boit jamais d'eau-de-vie ni de liquide semblable.

Le 18 mars dernier, à la suite d'un refroidissement, il eut une perte de sang par l'anus, en allant à la selle. Cette hémorrhagie se reproduisit le lendemain. Depuis il éprouva tous les jours des frissons intenses avec claquement de dents. Le plus violent de ces frissons fut le premier. En même temps, le malade avait de la fièvre, toussait et expulsait des crachats contenant un peu de sang. Un médecin fut appelé et prescrivit une tisane pectorale avec un sirop sur lequel on ne peut obtenir des renseignements. Le malade garda le lit, prenant pour toute nourriture du bouillon, du pain et du fromage. Il se décida enfin à entrer à la Pitié.

27 mars. Pas de sommeil par suite de la toux ; pas de céphalalgie ni de lourdeur de tête ; pas de délire ; langue sale et sèche. Un peu d'herpès labialis. Anorexie ; soif vive ; pas de nausées ; un peu de constipation ; urine rouge. Pouls à 128 ; peau chaude ; peu de transpiration ; dyspnée modérée ; 28 inspirations ; crachats d'une nuance tirant sur celle du jus de pruneaux. Matité au sommet droit en avant et en arrière, mais surtout dans l'aisselle. Souffle dans les mêmes points, intense dans l'aisselle, faible et comme voilé en avant et en arrière. Bronchophonie en rapport avec le souffle. Râles sonores et muqueux, disséminés dans toute l'étendue des deux poumons. Rien au cœur. Forces assez déprimées. — Gomme sucrée. Potion de Todd à 100 gr. Bouillons.

28 mars. Pas de sommeil. Un peu de délire cette nuit. Langue moins sèche. Une garde-robe régulière, mais accompagnée de sang. Pouls à 120. Pas de transpiration. Crachats teintés comme la veille ; 36 inspirations. Le malade

prétend cependant respirer plus facilement. — Potion de Todd à 120 gr. Vésicatoire.

29 mars. Délire intense pendant la nuit. Pouls à 132, un peu intermittent. Le malade éprouve de temps en temps des horripilations manifestes. 52 inspirations. Les signes physiques n'ont pas changé. — Même traitement, plus 4 gr. d'extrait de quinquina et deux vésicatoires aux bras.

30 mars. Le malade n'a pas voulu prendre les médicaments. Délire persistant. Pouls à 120. Gros râles muqueux mêlés au souffle qui est maintenant très-prononcé en avant et en arrière, ainsi que la matité. Rien de nouveau d'ailleurs.

31 mars. Le malade a pris les médicaments avec régularité. Il n'a pas eu de délire. Pas d'autres changements. — Même traitement. Dans la potion de Todd on remplace l'eau par 200 gr. de Bagnols.

1er avril. Pas de délire. Selles toujours régulières, mais contenant constamment du sang. Urine plus abondante. Trente-six inspirations par minute. Crachats moins fortement teintés. Le souffle persiste sans changement. Les gros râles signalés plus haut ont disparu.

2 avril. Peu de sommeil ; léger délire. Langue humide, non saburrale. Pouls à 98 ; sans intermittence. Peau chaude ; pas de transpiration ; quarante inspirations ; les crachats pâlissent de plus en plus. Rien autre à noter.

3 avril. Le souffle et la matité diminuent. Le facies est meilleur et semble indiquer que les forces reviennent. Même état d'ailleurs. — Même traitement. Deux bouillons, deux potages.

4 avril. Pas de délire ; presque plus de matité. Le souffle n'existe plus, il est remplacé par quelques râles sous-crépitants ; les selles ne contiennent plus de sang ; les forces reviennent manifestement ; le malade se sent beaucoup mieux.

6 avril. Le malade tousse toujours. Il se sent assez faible, sans qu'on puisse dans son état en trouver l'explication. — Même traitement, plus 2 pilules de cynoglosse, un lavement au musc ; deux portions.

7 avril. Repris hier de frisson, de fièvre et de délire, le malade présente de nouveau du souffle, de la bronchophonie et de la matité dans les même points qu'au jour de son entrée. Peu de toux. 40 inspirations ; crachats blanchâtres très-épais. Un peu de céphalalgie. Langue sèche ; anorexie, soif vive ; trois ou quatre selles diarrhéiques sans mélange de sang. Pouls à 132 ; peau chaude. Prostration considérable. — Même traitement, vésicatoires multiples ; un demi-lavement avec 0,75 centigr. de musc ; deux bouillons, deux potages.

8 avril. Le malade se sent un peu mieux. Délire moins intense : langue plus humide ;

matité moins forte; souffle diminué également ; râles ronflants dans toute la hauteur des deux poumons, mais abondants, surtout dans le poumon droit.

9 avril. Délire incessant ; langue sèche, le malade a peine à la sortir de sa bouche ; lèvres tremblotantes; parole difficile et peu intelligible. Pouls à 78, très-irrégulier, intermittent; carphologie. Les signes physiques sont à peu près les mêmes. Au souffle viennent répondre quelques bouffées de râles crépitants.

10 avril. Mort à dix heures du matin.

A l'autopsie, on trouve au sommet du poumon droit une hépatisation rouge en voie de résolution. Mais, au milieu de cette zone enflammée, on découvre des tubercules ramollis, dont qnelques-uns, réunis en un groupe du volume de 1 ou 2 centimètres cubes environ, forment une masse puriforme très-nettement circonscrite par une membrane aisée à séparer du tissu transparent. Mucosités assez abondantes dans les grosses bronches des deux poumons, surtout du poumon droit. Adhérences nombreuses entre les deux feuillets de la plèvre droite, surtout dans leur partie supérieure. Rien de particulier à noter dans les autres organes.

Observation XVII.

Pneumonie au troisième degré du côté gauche. — Potion de Todd au quatrième jour. — Mort.

Armand (Jacques), 33 ans, maçon, entre, le 17 juin 1865, dans le service de M. le professeur Béhier, à l'hôpital de la Charité.

Le malade nous apprend que, pour la quatrième fois, depuis dix ans, époque de son arrivé à Paris, il a été pris, il y a trois jours, après un refroidissement, d'une douleur vive sous le mamelon gauche. avec frisson peu intense, expectoration jaunâtre et gêne de la respiration. Le malade dit lui-même qu'il a une fluxion de poitrine, qu'il reconnaît parfaitement les symptômes. Ce fut toujours sur le même poumon que la phlegmaie se déclara.

Très-forte constitution. Pas d'habitudes alcooliques.

État actuel. 18 mai. Le visage est coloré ; les yeux sont brillants; la peau est chaude. Le pouls n'est pas vibrant, à 112. La respiration est un peu gênée. 25 inspirations.

Expectoration abondante, peu visqueuse, mais de la même teinte exactement que le jus de pruneaux. Douleur sous le mamelon gauche, moins forte qu'au début. Langue sale. Inappétence. Pas de diarrhée. Pas de vomissements. Céphalalgie.

Percussion. — Matité presque absolue dans les deux tiers inférieurs de la face postérieure du poumon gauche. Sonorité normale au sommet et en avant, ainsi qu'à droite. Vibrations thoraciques exagérées légèrement dans les points correspondant à la matité.

Auscultation. Souffle tubaire très-intense dans les deux tiers inférieurs du poumon gauche. Râles crépitants peu nombreux dans les grandes inspirations seulement; résonnance de la voix; la respiration est normale dans le reste du poumon gauche et dans le poumon droit; il n'y a pas de complication vers la plèvre. — Potion de Todd à 100 gr.; bouillons et potages.

19 mai. Pas de changement. Même traitement.

20 mai. La pneumonie a gagné le sommet et a passé en avant, mais sans descendre dans l'aisselle. Dyspnée un peu plus intense que la veille; même aspect des crachats; langue humide; pas d'amélioration dans les points primitivement envahis; l'état général est moins satisfaisant. Subdelirium. — Potion de Todd à 120 gr.

21 mai. La pneumonie a envahi le reste du poumon; le subdelirium continue sans augmenter; rien au cœur.

22 mai. Le malade meurt.

Autopsie. Le poumon droit est sain: le côté gauche du thorax ne contient pas une trace de liquide; le poumon est considérablement augmenté de volume; il est friable, lourd, et occupé en totalité par une hépatisation grise; on ne trouve nulle part, même dans les points enflammés les derniers, une hépatisation rouge bien franche; partout il y a une teinte jaunâtre uniforme; pas de tubercules; rien au cœur; rien dans les autres viscères.

Observation XVIII.

Pneumonie double au second degré remontant à quinze jours. — Potion de Todd. — Mort.

(Observation communiquée par M. le professeur Béhier.)

Le 4 février 1864, la nommée Bauquesne (Agnès), 64 ans, domestique, est entrée dans le service de M. le professeur Béhier.

C'est une femme de petite taille, de médiocre embonpoint, d'une santé ordinairement bonne. Elle n'a jamais eu de maladie grave. Elle est sujette à s'enrhumer pendant l'hiver. Ménopause à 52 ans. Menstruation régulière avant cette époque. Sept couches et cinq fausses couches. Elle habite un rez-de-chaussée humide et malsain; elle se nourrit bien.

La malade était enrhumée depuis un mois lorsque, le 20 janvier au soir, elle fut prise en se couchant d'un frissonnement avec claquement de dents. Le lendemain matin, elle se réveilla très-souffrante, toussant et expulsant des crachats blanchâtres comme à son ordinaire ; elle éprouvait en outre une douleur sous le sein gauche. Le 31 janvier seulement, elle fit venir un médecin, qui lui appliqua un vésicatoire dans le dos, la purgea une fois avec de la manne, et lui ordonna des potions.

Deux jours avant l'entrée, la malade paraît avoir pris, sur les renseignements qu'on nous transmet, une potion au kermès.

4 février. A la visite du soir, voici l'état de la malade : Face légèrement cyanosée. Pas de sommeil. Pas de délire. Langue rouge sur les bords, brune au milieu et sèche. Pas de vomissements. Pas de nausées. Soif vive. Constipation ; pas de garde-robes depuis cinq ou six jours. Urine rouge. Pouls à 120, un peu intermittent. Peau sèche, assez chaude. Pas de transpiration. Rien du côté du cœur. Dyspnée extrême ; 68 inspirations. Toux fréquente. Pas de crachats. Matité dans toute l'étendue du poumon droit, en arrière, excepté au sommet. Souffle tubaire dans la même étendue que la matité ; à la base on entend des râles crépitants. Le poumon gauche présente de la matité au-dessous et au dehors du sein, ainsi qu'en arrière à la partie moyenne. A cette matité correspond un souffle bronchique très-intense. Enfin des râles muqueux et sous-crépitants très-abondants règnent dans toute l'étendue des deux poumons, tant en avant qu'en arrière. — Potion de Todd à 100 gr.

5 février. Pas de sommeil. Un peu de délire pendant la nuit. La malade a bu sa potion avec grand plaisir. Pas de changement dans l'état local ou général. — Ipécacuanha 4 gr. Potion de Todd à 120 gr. Vésicatoires multiples. Bouillon.

Le vomitif ne provoque aucune évacuation. A la visite du soir, la malade est à l'agonie. Pouls inégal, à 132. Peau couverte de sueur. Délire. Morte à huit heures du soir.

A l'autopsie, on trouve une hépatisation rouge dans tous les points où l'examen clinique l'avait fait diagnostiquer. L'extrême base du poumon droit ne paraît pas hépatisée, mais seulement congestionnée. Les bronches sont remplies d'abondantes mucosités sanguinolentes. Rien dans la plèvre. Rien aux autres organes.

Nous ne chercherons pas à établir la statistique des symptômes attribuables à l'eau-de-vie; les chiffres appliqués à des observations arbitrairement collectionnées ne signifient rien. De plus, entrer dans la discussion analytique des faits serait aussi long que fastidieux. Nous nous bornerons donc à mettre simplement en relief les points qui auront le plus vivement attiré notre attention ou qui confirmeront les assertions des auteurs.

Nous n'ignorons pas que, sur 18 pneumoniques, en choisissant 14 qui aient 50 ans ou au-dessus, nous ne nous soyons placé dans une condition spéciale; mais les résultats thérapeutiques seront mieux saisis, car tout le monde sait combien, à cet âge, la pneumonie a de tendance à revêtir la forme adynamique : aussi n'est-il pas étonnant que celle-ci ait été notée douze fois. Dans tous ces cas, l'alcool a eu une puissance marquée, et l'on peut juger de son efficacité par ce qui est relaté dans l'observation 5. C'est une femme traitée primitivement par le tartre stibié, et chez laquelle ce sel détermina une prostration excessive. L'expérimentation se trouvait accidentellement réalisée, nous eûmes soin de ne pas négliger l'occasion qui se présentait. L'indication était énergiquement accentuée : il fallait remonter l'économie à tout prix. On administra de l'eau-de-vie. Dès le lendemain, il y avait un changement remarquable. Le pouls était tombé de 80 à 90 pulsations; il était notablement plus fort que la veille. Le facies était considérablement modifié et avait presque repris son expression habituelle. L'action du médicament n'était pas douteuse, elle était grossièrement évidente, parce que la prostration déterminée par l'émétique n'est pas un symptôme qui disparaisse seul et vite. L'alcool, dans ce cas, a rendu le même service que l'extrait de quinquina, et même il nous a semblé amener une amélioration moins lente que cette dernière substance. Son extrême diffusibilité peut rendre compte de sa rapide influence.

En 1866, dans le *Bulletin de thérapeutique* (t. LXX, p. 53), M. Tastour, de Nantes, a publié un fait analogue. C'était un enfant de 14 mois, atteint d'une bronchite ou d'une broncho-pneumonie, auquel on avait fait prendre 5 centigrammes de tartre stibié. Les accidents furent très-violents. Appelé en toute hâte et pressé par la situation, M. Tastour enivra l'enfant avec du vin de Constance. Il n'eut qu'à se louer de cette pratique. Du reste, nous transcrivons textuellement l'observation : « Un enfant de quatorze mois était pris depuis quelques jours d'une bronchite ou d'une broncho-pneumonie. Son état ne semblait pas inquiétant. Une nuit, l'enfant parut plus oppressé; M. Gatterre, le médecin ordinaire, fut appelé et administra le kermès. En s'en allant, le matin, il laissa aux parents une ordonnance pour avoir 5 centigrammes de tartre stibié, en cas de besoin. Le père, voyant son enfant plus oppressé, lui administre lui-même ces 5 centigrammes d'émétique dans l'espace d'un quart d'heure, vers midi.

« Une heure après, je suis appelé en toute hâte près de cet enfant. Le père me dit : « Montez si vous voulez, mais mon enfant expire. »

L'enfant était, en effet, mourant, presque sans respiration, sans pouls, sans couleur, sans chaleur, insensible aux excitants mis sur la peau ou sous le nez.

« M. Gatterre, qui arrive bientôt, et moi, nous faisons verser dans la bouche de l'enfant une petite cuillerée à café de vin de Constance. On recommence au bout de quelques minutes : bientôt on s'aperçoit qu'il se ranime un peu, qu'il avale. On continue le vin de Constance, de telle sorte que, dans l'espace de deux ou trois heures, cet enfant de quatorze mois en avala à peu près un cinquième ou un quart de bouteille. Quand nous le revîmes, le soir, avec notre collègue le docteur Mahot, il était ivre; mais il avait toussé, il avait vomi. Dans la nuit, il y eut plusieurs selles. Le danger disparut peu à peu. »

Nous ne prétendons pas que l'alcool ait eu dans tous les faits une action aussi manifeste que dans les observations précédentes, mais cette action n'en a pas été moins réelle ; nous signalerons surtout les observations 6, 8 et 11. La prostration, toutefois, ne fut pas le seul symptôme amélioré.

Todd soutenait que les spiritueux méthodiquement employés agissaient non-seulement sur l'adynamie, mais aussi sur la respiration, sur la sécrétion sudorale, sur le pouls, sur le délire et sur le sommeil.

Nous sommes en mesure d'apporter un appoint aux affirmations du médecin anglais.

Ainsi, les observations 1 et 2 prouvent très-nettement que le nombre des inspirations peut être diminué par l'usage de l'eau-de-vie. Dans la première, la malade était au sixième jour de la phlegmasie. Au moment où elle commença la potion, elle faisait 44 inspirations par minute, le lendemain 36, le surlendemain 40, et le troisième jour 30. Dans la seconde, la malade était au cinquième jour de la pneumonie : elle inspirait 56 fois avant d'avoir pris sa potion, le lendemain elle n'avait plus que 48 inspirations, le deuxième jour 40, et le troisième jour 36 : elle entra en convalescence à la fin du premier septénaire... Dans la partie physiologique nous avons émis, en parlant de l'acide carbonique, une hypothèse qui peut expliquer cette propriété, et il serait bon de rechercher si celle-ci se manifeste toujours.

La transpiration a été augmentée dans un certain nombre de cas. Elle apparut souvent dès le lendemain, quelquefois au bout de soixante-douze heures, ou le cinquième jour seulement. Les observations 7, 10, 15 sont à cet égard concluantes. Chez ces trois malades, la sécrétion cutanée était accrue dès le jour qui suivit les premières doses du médicament. Nous ne croyons pas que ce soit une simple coïncidence ; la pneumonie n'est pas comme le rhumatisme une maladie qui retentit énergiquement sur la peau, et la transpiration n'a pas été, que nous sachions, fréquemment signalée dans la phlegmasie du poumon. En outre, le nombre des malades sur lesquels nous avons constaté à diverses époques cette manifestation est trop élevé, pour ne pas admettre que l'esprit de vin exerce une action spéciale sur les glandes sudoripares. Klenke n'a-t-il pas, en effet, soutenu qu'une partie de l'alcool ingéré se retrouvait dans la sueur?

L'abaissement du pouls a existé plusieurs fois ; les observations 1 et 9 en sont des exemples probants. C'est, selon nous, à l'affinité, que les spiritueux ont pour le système nerveux qu'il faut rattacher ce phénomène. On sait depuis les travaux de M. Cl. Bernard que le grand sympathique est un régulateur du cours du sang, car sa section détermine une accélération de la circulation, une fièvre artificielle avec tous les accidents subjectifs qui la caractérisent: l'analogie avec la fièvre ordinaire est parfaite, et il est permis de croire que dans les deux cas, c'est à la paralysie des capillaires qu'est due l'augmentation numérique des pulsations artérielles (Cl. Bernard, *Leçons sur le système nerveux*, 1858, t. II). Or, l'alcool à petites doses est évidemment un excitant, il s'accumule facilement dans l'encéphale ; il ne nous répugne donc pas de supposer qu'il surexcite le grand sympathique et rend aux vaso-moteurs leur activité perdue.

Cette interprétation, que nous donnons pour ce qu'elle vaut, est jusqu'à présent la seule qui nous satisfasse.

En parcourant toutes les observations, nous avons compté quatre cas dans lesquels le délire a été noté. Deux fois la phlegmasie était au deuxième degré ; une fois elle était double au second degré, et datait de quinze jours : dans le dernier fait, la mort survint par une asphyxie due à l'écume bronchique accumulée dans les canaux aériens, ou par *anhématosie*, complication si bien décrite par M. le professeur Piorry. Aucun des malades n'avait d'habitudes alcooliques. Nous acceptons volontiers que le délire était un symptôme fatal qui n'aurait cédé à aucun médicament, parce qu'il tenait aux énormes désordres de l'organisme, mais ce n'en est pas moins une infirmation de ce que Todd disait dans ses leçons cliniques (Leçon XVI, p. 331) : « L'alcool, administré prudemment, de bonne heure, par doses petites et souvent répétées, est le meilleur préservatif et le meilleur remède curatif du délire dans les maladies aiguës. » Pour lui, le délire est une pure bagatelle et un accident très-rare dans son service. Quant à nous, nous avons vu plusieurs malades chez lesquels l'eau-de-vie a provoqué une cessation rapide du délire : on pourra plus loin en lire plusieurs observations ; mais nous en avons vu aussi chez lesquels le délire a persisté et n'a pas semblé éprouver de bons ou de mauvais changements. Selon nous, le médecin anglais s'est trop avancé, et a trop affirmé.

Le sommeil nous a paru souvent provoqué par la potion à l'eau-de-vie. Dans des recherches entreprises dans un but différent de celui de cette thèse, nous avons souvent cru remarquer qu'il en était ainsi, et plusieurs fois les malades nous ont avoué spontanément avoir passé une nuit beaucoup plus calme et avoir dormi plus profondément après avoir ingéré une potion de Todd. Nous ne pouvons en dire davantage sur cette question.

Enfin, nous avons voulu savoir si l'eau-de-vie avait eu une influence fâcheuse sur la durée de la maladie, ainsi que Schelhammer et M. Tastour le prétendent. Nous nous sommes assuré que, dans les dix-huit observations que nous avons rapportées, la phlegmasie avait persisté en moyenne de dix à douze jours, limite dans laquelle, suivant tous les auteurs, elle accomplit son évolution habituelle.

Les spiritueux peuvent donc être d'un grand secours dans la pneumonie, et mener à la guérison aussi sûrement que les médicaments préconisés journellement pour combattre cette inflammation. Ils ont le grand avantage d'agir moins au détriment de l'organisme que le tartre stibié ou les saignées; comme le dit après bien des auteurs le Dr Austin Flint: « Dans la phlegmasie pulmonaire, le tissu de l'organe n'est pas détruit; l'épanchement qui remplit les cellules se résorbera, s'il en a le temps. Il faut donc soutenir les forces, dans le but de gagner ce temps précieux. » (*American medical Times*, 11 avril 1861, ou *Ranking's Abstr.* t. XXXIII, p. 63, 64). Suivant cet auteur, il peut arriver, dans les cas de solidification totale d'un poumon, que 60 onces de matière solide soient soutirées du sang, il y a donc péril pour la vie, et il s'adresse à l'alcool pour relever l'économie. Dans un essai clinique basé sur l'analyse de cent trente-trois observations, il déclare que ce liquide diminue la mortalité, sans être contre-indiqué par une affection du cœur ou de ses enveloppes (*North american med. chir. review*, mars 1861 ; in *Ranking's Abstr*, XXXIIIe vol., janv.-juin, 1861, p. 58).

Utilité fréquente et nocuité très-rare sont les deux propriétés qui peuvent encourager l'emploi méthodique de l'eau-de-vie dans la phlegmasie du poumon.

Observation XIX.

Érysipèle de la face. — Potion de Todd. — Guérison.

Fischer (Joséphine), 20 ans, domestique, entrée le 3 novembre 1866, dans le service de M. Frémy, à l'hôpital Beaujon. Il y a neuf jours, dans le courant de la journée, la malade fut prise de frisson intense avec céphalalgie et chaleur de la peau. Elle se coucha. Elle prétend qu'en même temps le nez est devenu rouge et gonflé. Au moment de cet accident, elle était en parfaite santé. Pas d'angine. Elle ne sait quand les ganglions sous-maxillaires sont devenus gros et douloureux, mais elle se rappelle bien avoir souffert sous la mâchoire inférieure. Quatre jours avant d'éprouver les symptômes précédents elle eut une épistaxis peu abondante survenue, dit-elle, sans cause : elle affirme n'avoir pas eu d'écorchures sur la muqueuse nasale. Sur la face il n'y a pas de plaie. Menstruation régulière. La malade jouit habituellement d'une excellente santé : elle est depuis neuf mois à Paris.

État actuel. 3 novembre. La face est tuméfiée et rouge foncé. Les paupières sont gonflées, et les yeux sont à peu près fermés. Le cuir chevelu est œdémateux dans toute son étendue. La rougeur et la tuméfaction s'étendent de la figure aux deux oreilles et à toute la région postérieure du cou ; elles occupent aussi le dos tout entier jusqu'à la région lombaire. Du côté gauche, elles passent sous le bras, et envahissent une partie de l'aisselle et du sein. A droite il n'y a rien de semblable. La ligne sinueuse qui limite les parties affectées fait une saillie sensible sur les parties saines. Sur la figure il y a quelques rares phlyctènes. La langue est rouge sur les bords, et un peu blanche au milieu. Pas de vomissements ; la veille de l'entrée à l'hôpital, il y a eu cinq ou six selles liquides pour la première fois depuis le début de la maladie. Peau chaude et sèche. Pouls régulier, mais petit, mou, à 108 (Voir fig.). L'état général n'est pas bon, la malade est abattue. Pas de délire. Potion de Todd à 30 gr. La malade dit n'avoir pas d'habitudes alcooliques.

Le soir, à la visite, la peau est plus humide que le matin. L'érysipèle a passé sur le devant de la poitrine, qu'il couvre en entier, et la rougeur en passant comme des bretelles sur les deux épaules va se réunir à celle de la région postérieure du cou : celui-ci en avant est indemne. Pas de délire. Urine albumineuse.

4 novembre. L'érysipèle n'a pas fait de progrès depuis la veille : il est toujours foncé en couleur, il rappelle celle de la scarlatine : il est toujours uniformément répandu. Sommeil paisible. La malade dit se sentir un peu mieux.

Légère transpiration pendant la nuit : c'est la première fois depuis l'invasion de la maladie. Peau humide. Pouls régulier, plus plein, plus fort que la veille ; à 96 (Voir fig.). Potion de Todd à 30 gr.

5 novembre. Amélioration très-sensible de l'état général. La face desquamme largement. Sur le tronc la rougeur s'éteint dans des parties primitivement envahies. Sur la région antérieure du corps, elle n'a pas gagné. Le peau est moite.

La sommeil est très-calme. Appétit. La diarrhé n'estpas revenue depuis le 2 novembre. La langue est bonne. Le pouls est bien frappé, à 96 (Voir fig.). Pas de transpiration. Potion de Todd à 30 gr.

6 novembre. L'état général continue à s'améliorer. L'érysipèle a presque cessé sur la figure, le cuir chevelu et dans le dos, mais il s'est étendu aux régions fessières en arrière et en avant à la région épigastrique et aux hypochondres; il s'arrête à la région ombilicale. La rougeur dans ces points est beaucoup moins intense que sur les parties primitivement envahies. Dans la nuit, il y a eu une transpiration abondante. Bon sommeil. Appétit. Pouls à 92. Potion de Todd à 30 gr.

7 novembre. L'érysipèle ne s'est pas développé dans d'autres endroits que ceux atteints la veille. Peau humide. Pas de sueur dans la nuit. Bon sommeil. Pouls à 88 (Voir fig.). Potion de Todd à 30 gr.

8 novembre. L'érysipèle disparaît sur les fesses et sur le ventre. L'amélioration continue. Pas de sueur nocturne. Appétit. Potion de Todd à 60 gr. Une portion. (Voir fig.)

10 novembre. La maladie est terminée. Plus de fièvre. On supprime le Todd. Pouls à 72. Départ pour le Vésinet le 15 novembre.

Observation XX.

Érysipèle de la face. — Délire. — Insuccès de l'opium. — Potion de Todd. — Guérison.

(Observation communiquée par M. le professeur Béhier.)

Victor-Désiré, 28 ans, marchand des quatre saisons, entré le 11 juin 1864, dans le service de M. le professeur Béhier.

C'est un homme de taille moyenne, bien musclé, robuste, d'une santé ordinairement bonne, vivant dans des conditions hygiéniques convenables. Pas d'habitudes d'ivrognerie.

Le malade reçut, il y a quelques jours, sur la tête, un coup qui entama la peau à peu près au niveau de la suture fronto-pariétale du côté droit. Cette plaie se cicatrisa rapidement. Toutefois, la cicatrice était restée sensible et entourée d'une zone rouge, lorsqu'il y a deux ou trois jours elle devint le point de départ d'un érysipèle qui s'étendit sur la face et obligea enfin le malade à entrer à l'hôpital.

12 juin. Voici ce que l'examen clinique fait constater. Céphalalgie; pas de

délire; rougeur et tuméfaction érysipélateuse, occupant la partie droite du front, les paupières, la partie supérieure de la face et la face latérale correspondante du nez du même côté. Ganglions sous-maxillaires tuméfiés et douloureux ; langue sale, bouche amère; anorexie; pas de nausées; pas de vomissements ; selles régulières ; pouls à 96 ; peau chaude, assez sèche. Rien du côté des organes thoraciques. Forces notablement déprimées. — Gomme sucrée, extrait de quinquina, 2 gr.; extrait d'opium, 0 gr. 10. Compresses imbibées d'eau de sureau. Bouillon.

13 juin. Le malade a eu du délire cette nuit. Ce matin il est plus calme, mais toujours très-déprimé ; l'érysipèle n'a pas fait de progrès. Nul autre phénomène nouveau à noter. — Même prescription : extrait de quinquina, 3 gr.

14 juin. Le malade continue à avoir du délire pendant la nuit; il en a moins dans le jour. Depuis son entrée, il n'est pas allé à la garde-robe ; l'urine est rouge et peu abondante ; pouls à 100 ; l'érysipèle tend à la desquamation. — Extrait thébaïque, 0 gr. 12 ; lavement purgatif ; le reste *ut suprà.*

15 juin. L'état est le même qu'hier ; le délire continue et paraît même augmenter; la langue est très-saburrale ; le pouls à 106. — 2 gr. d'ipeca ; le reste *ut suprà.*

16 juin. Il y a eu plusieurs vomissements ; l'érysipèle est en pleine desquamation ; les autres phénomènes sont les mêmes ; le délire persiste ; la faiblesse est très-grande ; l'urine et les matières fécales sont expulsées involontairement. — Même prescription.

17 juin. Le délire est continuel ; on est obligé de mettre la camisole au malade; il croit être entouré de voleurs et veut à chaque instant les fuir. Pouls petit, à 116 ; les lèvres sont tremblottantes ; il y a des soubresauts des tendons. — Extrait thébaïque, 0 gr. 20. Même prescription pour le reste.

18 juin. L'opium semble n'avoir aucune influence sur le délire ; l'érysipèle a disparu ; les divers organes successivement explorés n'offrent rien d'anormal; les pupilles ne sont ni contractées ni dilatées ; la langue est sèche. Point de vomiss nts ; légère diarrhée ; selles involontaires.

Suppos nt que le délire est entretenu peut-être par l'opium, on le supprime et on donne 0 gr. 02 d'extrait de belladone. On prescrit toujours l'extrait de quinquina.

19 juin. Mêmes phénomènes que la veille. — Extrait de belladone, 0 gr. 03.

20 juin. Nulle amélioration ne se manifeste. Au contraire, le malade s'affaiblit notablement et semble destiné à une mort prochaine. — On supprime la belladone. Potion de Todd à 80 gr.

21 juin. Le malade est un peu moins agité ; pourtant, le délire, quoique plus calme, persiste ; pouls à 108 ; faiblesse moindre ; pas de soubresauts dans les tendons ; pas d'autres changements. — Potion de Todd à 100 gr. Vésicatoire à chaque mollet.

22 juin. Le délire a complétement disparu : le malade a dormi ; le facies est bien meilleur ; la langue est humide. Il y a un peu d'appétit ; soif modérée ; les selles sont involontaires, ainsi que la miction ; pouls à 92 ; peau modérément chaude ; légère transpiration. — Même prescription ; bouillons et potages.

23 juin. L'amélioration continue ; le malade peut maintenant garder son urine et ses matières fécales, il dort bien ; la céphalalgie et le délire n'ont pas reparu ; les forces se relèvent ; même prescription.

27 juin. Le malade commence à se lever ; bon appétit ; les diverses fonctions s'exécutent bien ; la faiblesse diminue de jour en jour ; pouls à 72 ; même traitement ; une portion.

4 juillet. Le malade sort guéri.

OBSERVATION XXI.

Érysipèle de la face consécutif à une varioloïde. — Potion de Todd. — Guérison.

(Observation communiquée par M. le professeur Béhier.)

Drouard (Françoise), 35 ans, domestique, entrée le 16 février 1866, dans le service de M. le professeur Béhier.

Il y a cinq jours, la malade sortait du service de M. Gosselin, guérie en dix-huit jours d'un panaris de la main droite. Elle fut mouillée par la neige et saisie par le froid. Le lendemain elle ressentit une violente courbature, des douleurs dans tous les membres et spécialement dans les reins, de sorte qu'elle ne pouvait se tenir debout. Au bout de deux jours, elle eut des frissons, de l'inappétence, des nausées non suivies de vomissements. La fièvre et la céphalalgie la forcèrent à garder le lit. Le lendemain du début des accidents, elle avait remarqué quelques taches rouges sur son corps, et ce n'est que vingt-quatre heures après que l'éruption devient générale. La malade n'a pas remarqué s'il y avait des cas de variole dans la salle où elle était.

Bonne santé habituelle. Menstruation régulière. Un enfant il y a onze ans. Elle a été vaccinée dans son enfance ; elle est à Paris depuis six mois.

État actuel. La malade présente une varioloïde dont les boutons sont assez abondants. Ceux-ci commencent à passer à l'état de pustules sur la figure, sur le tronc et sur les membres, ce sont de simples élevures rouges. La peau es chaude : le pouls régulier, à 90.

La langue est blanchâtre. Inappétence. Soif vive. Sur le bord libre des paupières existent quelques petites pustules qui déterminent un certain degré de larmoiement. La gorge offre une éruption assez confluente sur le pharynx et le voile du palais. Gêne de la déglutition et de la respiration. — Bourrache, bouillons et potages.

18 février. L'éruption a augmenté. Pas de sommeil. Pouls à 90. Un peu de coryza. Céphalalgie. Pas d'autres changements. — Même traitement. Gargarisme au miel rosat.

19 février. Gonflement de la face et des paupières. Les pustules n'ont pas pris leur développement habituel : elles sont petites. Céphalalgie. Pouls à 100. Peau chaude. Pas de délire. La courbature diminue.

20 février. Sur le nez, les croûtes résultant de la dessiccation des pustules sont tombées.

21 février. A la face, le gonflement a diminué. La dessiccation continue. Sur le tronc et les mains les pustules ont pris un développement plus considérable que celui qu'elles avaient sur les autres régions. Les paupières ne sont plus tuméfiées. La gorge n'est plus douloureuse. Sommeil meilleur. Pouls régulier à 80. Plus de céphalalgie. Pas d'appétit. Soif. Pas de garde-robe. Urine un peu rouge.

22 février. Dessiccation complète au visage. Une selle. Il s'était reformé au pouce, siége du panaris, une collection qu'on a ouverte avec la lancette.

23 février. Même état. L'appétit commence à venir.

24 février. La dessiccation avance rapidement sur tout le corps. Appétit.

25 février. — Même état. Une portion.

29 février. Le nez, sur le sommet duquel existait encore une pustule non entièrement cicatrisée, s'est tuméfié et a pris une teinte rouge. Douleur dans l'oreille gauche; écoulement purulent par le conduit auditif externe. Insomnie; frissons légers. Pouls à 100. Peau chaude. Langue blanche. Pas d'appétit. Les ganglions sous-maxillaires sont engorgés. On redoute un érysipèle. — Même traitement.

1er mars. L'érysipèle est apparu. Le nez, les deux joues, et le front à sa partie médiane, sont envahis. Ces parties sont rouges, tuméfiées, douloureuses à la pression. Les paupières sont gonflées. Rien au cuir chevelu. L'oreille gauche coule encore, et la malade entend à peine de ce côté-là. Un peu de céphalalgie. Peu de sommeil. Pas de rêvasseries, pas de délire. Sueur dans la nuit. Langue saburrale ; bouche amère. Soif vive. Anorexie. Pas de diarrhée. Pas d'angine. Pouls fort et plein à 110. Peau chaude. — Ipéca, 2 grammes. Potion de Todd à 80 grammes, dans le but de prévenir la dépression possible des forces.

2 mars. L'érysipèle s'est étendu, il a gagné la partie avoisinante du cuir chevelu près du front et des tempes. Ces régions sont devenues douloureuses à la pression. L'oreille droite est aussi atteinte. Un peu de sommeil agité. Transpiration. Pas de délire. Céphalalgie. Peau très-chaude. Pouls à 106. Langue sale. Soif. Inappétence. — Potion de Todd à 80 grammmes.

3 mars. La nuit a été plus calme. Moins de sueur; 5 ou 6 garde-robes liquides. Peu de céphalalgie. Langue recouverte d'un épais enduit blanchâtre. Pas d'appétit. Peau moins chaude. Pouls moins fort à 100. L'érysipèle a diminué sur la face, qui est encore rouge mais moins tuméfiée. Sur le cuir chevelu il a progressé, surtout sur les côtés. Sur le sommet de la tête la douleur n'occupe que les deux tiers antérieurs. L'ouïe est plus claire à droite. L'écoulement de l'oreille gauche a diminué. — Même traitement. Lavement avec 12 gouttes d'acétate de plomb et 6 gouttes de laudanum.

4 mars. L'érysipèle a disparu sur la figure, il s'est limité à la partie postérieure de la tête ; douleur à la pression. L'oreille gauche coule encore ; 2 ou 3 selles liquides. Le ventre est un peu tympanisé. Peu d'appétit. La langue est un peu sèche. Peau chaude. Pouls plein, régulier à 96. — Même traitement.

5 mars. L'érysipèle est toujours sur les mêmes points que la veille. Diarrhée. Le ventre est moins ballonné. Peau chaude. Pouls à 100. — On supprime la potion de Todd, et l'on prescrit sous-nitrate de bismuth, 15 grammes. Lavement avec acétate de plomb, 12 gouttes, et laudanum, 6 gouttes. Bouillon.

7 mars. Hier matin, il y a eu une légère recrudescence de l'érysipèle à la face. — Même traitement que la veille, plus extrait thébaïque, 0 gr. 05 ; extrait de quinquina, 1 gramme ; vin de Bordeaux, 100 grammes.

Aujourd'hui la face est de nouveau gonflée et un peu rouge ; les paupières sont tuméfiées. Le cuir chevelu n'est pas douloureux à la pression. La peau es fraîche; le pouls beaucoup moins plein à 75. — Même traitement. On donne 3 grammes d'extrait de quinquina.

8 mars. L'érysipèle est à peu près éteint. Encore un peu de gonflement de la face, principalement aux paupières ; dans la paupière supérieure droite il semble se former un abcès. L'oreille gauche coule encore. Peau halitueuse. Chaleur modérée. Pouls à 70. Presque plus de diarrhée. Le ventre encore un peu ballonné. Pas de céphalalgie. Un peu d'agitation ; un peu de subedlirium. — Même traitement.

9 mars. Amélioration prononcée. Plus d'érysipèle. Les paupières sont moins

tuméfiées. Plus de diarrhée. La langue est encore recouverte d'un enduit jaunâtre. Pas d'appétit. Pouls calme. Peau moite. — Même traitement. On supprime le sous-nitrate de bismuth.

10 mars. Le mieux continue. La malade a eu encore 2 ou 3 selles liquides. La langue commence à se nettoyer, et l'appétit renaît. L'ouïe est sensiblement moins obstuse. — Même traitement.

11 mars. Sommeil bon. Le pouls est encore un peu fréquent. Appétit. L'écoulement par l'oreille gauche n'est pas encore tari.

12 mars. La surdité diminue. La paupière supérieure droite a donné issue à une collection purulente. La langue est toujours sale. Appétit.

14 mars. Même état. Un peu de bronchite.

20 mars. Amélioration continuelle. — Une portion. Bordeaux, 200 grammes.

23 mars. Le mieux augmente tous les jours. La malade a sur le tronc quelques furoncles peu volumineux.

25 mars. Un peu de céphalalgie. La surdité diminue, mais l'oreille coule toujours.

28 mars. La malade va bien ; elle a repris des forces et entend mieux.

29 mars. L'écoulement de l'oreille gauche n'a pas encore cessé complétement, et l'ouïe est encore dure. Du côté droit la malade entend convenablement.

4 avril. Il ne reste plus qu'un peu d'écoulement de l'oreille gauche, et l'ouïe est encore dure de ce côté. La malade sort de l'hôpital.

Observation XXII.

Érysipèle de la face. — Potion de Todd. — Guérison.

Fleury (Joseph), 42 ans, maçon, entré le 19 juin 1866, dans le service de M. Frémy, à l'hôpital Beaujon.

Le malade raconte que quatre jours avant son entrée, il fut pris subitement, pendant son travail, d'un frisson qui dura au moins vingt-quatre heures. Il ne pouvait se réchauffer. Il se coucha, et le lendemain il s'aperçut d'une rougeur assez vive occupant toute la face, mais plus prononcée sur le front et les yeux. Sous le cou il se développa des grosseurs douloureuses. Le malade se purgea, et ne se trouvant pas mieux il entra à l'hôpital.

Etat actuel. 20 juin. Erysipèle en pleine éruption sur toute la figure. Le cuir chevelu est œdémateux dans sa moitié antérieure. La tuméfaction des paupières est peu prononcée. Phlyctènes peu nombreuses disséminées sur le front. Sur leurs limites les parties envahies par la maladie font saillie au-dessus des parties saines. Les ganglions cervicaux sont gonflés. Il y a au-dessus de l'œil gauche, dans le sourcil, une petite plaie non cicatrisée datant de trois semaines. Le malade ne sait pas si l'érysipèle a commencé autour de cette excoriation ; mais il affirme n'avoir jamais vu, et surtout depuis plusieurs mois, aucune personne atteinte d'érysipèle. Il avoue avoir des habitudes alcooliques. La peau est chaude mais humide. Le pouls est assez plein, régulier, à 90. Insomnie. Loquacité marquée. Langue rouge, humide, non saburrale. Compresses imbibées d'eau de sureau. Potion de Todd à 60 grammes.

21 juin. Le malade n'a pas eu de délire la nuit. L'état est à peu près le même que la veille, cependant l'érysipèle a gagné la partie postérieure du cuir chevelu, et le cou est encore intact. Peau chaude. Pouls à 90. Potion de Todd à 100 grammes.

22 juin. Pendant la nuit il y a un délire assez intense. Langue humide. Peau chaude. Pouls à 90. L'érysipèle n'a pas bougé. On diminue la potion de Todd, on donne seulement 80 grammes d'eau-de-vie.

23 juin. L'érysipèle est presque complétement éteint partout. A la visite nous sommes vivement frappés du changement survenu. Le délire a disparu dans la journée, le malade a sa pleine connaissance. La peau est fraîche. Pouls à 70. Appétit. Pas de diarrhée. Pas de vomissements. Pas de sueur. Potion de Todd à 80 grammes.

24 juin. Les dernières traces d'œdème et de rougeur qui subsistaient encore la veille ont disparu. La nuit a été excellente. Le sommeil a été très-calme. Peau bonne. Pouls à 70. Appétit. Potion de Todd à 80 grammes. Une portion.

26 juin. La guérison persiste. On supprime le Todd. Le malade sort le 30 juin.

Nous avons démontré que l'usage des alcooliques dans les maladies aiguës remontait loin ; en voici un nouveau témoignage. Dans les commentaires qu'Albrecht a joints à l'observation que nous avons traduite, on lit cette phrase à la page 412 : « Sic ego quoties « febres erysipelatosas ejusmodi spirituosis radicitùs extirpatas, imò « ipsam partem erysipelate affectam solo, vel simplici, vel camphorato vini spiritu illitam, subitò vidi sanatam. » Ce qu'Albrecht a vu nous l'avons vu aussi : nous avons rencontré des faits excessivement curieux, et l'intervention bienfaisante de l'alcool ne nous a pas semblé douteuse. C'est à ce titre que nous appelons l'attention sur les observations 19, 20 et 21.

Dans la première, la maladie se présentait sous un très-mauvais aspect ; elle était au neuvième jour : la faiblesse était grande ; comme il arrive souvent dans l'érysipèle excessivement étendu, il y avait propension à l'adynamie. Notre honoré maître, M. le Dr Frémy, n'hésita pas à prescrire de l'eau-de-vie, afin de soutenir l'économie. Deux jours après, la scène avait changé. Tout le monde à la visite fut stupéfait de l'amélioration survenue ; et, devant un fait aussi tranché, nous déclarons que la conviction en l'efficacité des spiritueux augmenta singulièrement en notre esprit. La guérison à compter de ce moment fut rapide.

Il y a dans cet exemple une particularité que nous ne pouvons négliger. Si l'on jette les yeux sur les deux tracés sphygmographiques du 3 novembre, on est frappé de la différence énorme des sinuosités. Dans celui du soir, quand la malade avait ingéré toute sa potion, la ligne ascensionnelle, qui correspond à la diastole artérielle, est beaucoup plus longue, plus verticale que dans celui du matin pris avant l'injection du médicament. C'est une preuve de l'énergie plus grande du pouls. Mais d'un autre côté, la pulsation ressemble à celle qu'on obtient au sphygmographe après un exercice violent, et, dans ce cas, M. Marey a fait voir que la tension artérielle est diminuée (Marey, *Physiologie médicale de la circulation*, 1863, page 222 et suivantes). Or, selon cet habile physiologiste, l'amplitude du pouls s'explique alors par une intensité plus forte des battements cardiaques. Chez notre malade à quoi est due cette énergie du cœur ? Est-ce à la recrudescence vespérale signalée dans toutes les affections fébriles ? Est-ce à l'influence de l'eau-de-vie ? Nous ne pouvons le dire : c'est un point à élucider ; seulement nous ferons remarquer que Stockes et Edw. Smith croyaient à l'action des spiritueux sur le centre circulatoire, car l'un admettait qu'ils augmentaient l'action du cœur (*loc. cit.*), l'autre prescrivait le vin quand cet organe devenait faible (Bricheteau, *loc. cit.*).

La seconde observation est curieuse en ce que le médicament le plus habituellement recommandé contre le délire a été absolument inefficace. L'opium n'amena aucune modification heureuse : il fut employé pendant six jours consécutifs. En deux jours une potion de Todd fit disparaître les troubles intellectuels, et, chose à noter, le malade ne faisait aucun excès de vin ou de liqueurs. Pour comprendre une semblable amélioration, il faut peut-être changer l'interprétation qu'on donne au délire dans les maladies aiguës. Il est possible qu'au lieu d'être la manifestation d'une tendance phlogosique vers le cerveau il ne soit que le résultat d'un ébranlement de l'encéphale, d'une action réflexe, en un mot, qu'il soit analogue à celui qui survient dans les grands traumatismes, au délire nerveux. Avec cette idée émise par M. le professeur Béhier (*loc. cit.*, page 607) et reposant sur les expériences physiologiques de MM. Lallemand, Perrin et Duroy, on saisit bien le but que se proposait Todd en administrant l'eau-de-vie pour combattre cet accident, puisque, suivant lui, *le délire était le signe d'une nutrition du cerveau affaibli ou vicié* (*loc. cit.*, page 331). Nous ne nous prononcerons pas en cette circonstance; les faits ne sont pas assez nombreux et des tentatives fructueuses peuvent être dirigées dans cette voie.

Quant à l'observation 21, nous passerons rapidement. Ce que nous avons dit des propriétés stimulantes de l'alcool motivait son emploi dans une maladie secondaire toujours grave, puisqu'elle se développe dans une économie déjà épuisée.

En terminant, nous devons nous justifier d'avoir publié l'observation 22 : elle semble déclassée à première vue. C'était un homme adonné à l'ivresse et dont le délire fut dissipé par l'eau-de-vie. Ce cas rentre donc dans ceux que Chomel a décrits avec une si grande sagacité. Mais la disparition rapide de l'exanthème nous a paru intéressante. L'érysipèle existait depuis huit jours : il n'avait ni progressé ni diminué, et brusquement le matin du troisième jour de la médication, il est éteint complétement dans tous les endroits envahis, sans que la veille il y eût aucune apparence de sa prochaine rétrocession. Ce n'est pas, on l'avouera, la marche ordinaire de cette maladie. C'est ce qui nous a particulièrement décidé à en publier la relation.

Observation XXIII.

Rhumatisme articulaire aigu. — Complication probable d'endocardite. — Potion de Todd.—Guérison.

Minaud (Octavie), 20 ans, domestique, entrée le 22 octobre 1866 dans le service de M. Frémy, à l'hôpital Beaujon.

La malade nous apprend qu'il y a quatre ans, elle eut, pour la première fois, une attaque de rhumatisme articulaire, qui fut soigné à l'hôpital, par M. Tardieu. Elle fut cinq semaines au lit, et on mit à la région précordiale des ventouses et des sangsues, dont les traces sont encore visibles. La malade reprit son travail. De temps en temps, elle ressentit des palpitations très-douloureuses revenant à intervalles irréguliers et très-éloignés; cela n'avait jamais eu lieu avant et pendant la maladie. L'essoufflement devint facile : à aucun moment les membres inférieurs ne s'œdématièrent, l'appétit était bon ; la menstruation, parfaitement réglée avant cette manifestation rhumatismale, devint à la suite irrégulière et plus abondante qu'auparavant. En somme, la santé, sans être suffisamment mauvaise pour forcer la malade à s'arrêter, n'était pas cependant très-forte. Pas d'habitudes alcooliques. Il y a quatre jours, sans cause connue, les articulations des doigts des mains, les articulations tibio-tarsiennes des deux côtés, les deux genoux, l'articulation coxo-fémorale gauche, l'épaule et le coude droits devinrent douloureux, se tuméfièrent, et la peau prit une teinte rouge non douteuse. La malade ne se rappelle plus par quelle partie débuta la première attaque, elle croit que c'est aussi par les doigts des mains. En même temps que ces phénomènes se produisirent, la respiration devint un peu gênée, il n'y eut pas de palpitations, la dernière date de quatre ou cinq mois, et elles ne paraissent pas s'être sensiblement rapprochées depuis leur première manifestation. Pas de toux. Pas de point de côté. Un médecin fit faire des onctions de baume tranquille et boire de la mauve.

Etat actuel. 23 octobre. Quand nous examinons la malade, nous constatons que l'épaule et le coude droits, la hanche gauche, sont seuls douloureux et gonflés, les mouvements dans ces articulations sont impossibles. Pas de dypsnée. Auscultation négative de la poitrine. La matité à la région précordiale est normale dans son intensité et dans son étendue. A l'auscultation on entend un bruit de souffle râpeux pendant tout le premier temps, aussi intense à la base qu'à la pointe. Le deuxième temps sans être soufflant, est traîné, mal frappé, et un peu sourd. Dans les vaisseaux du cou on ne perçoit aucun bruit anormal.

Langue humide et rouge. Pas de vomissements, pas de diarrhée. Peau chaude, moite. Pouls régulier comme les battements du cœur, rapide et fort à 120. Vésicatoire sur la région précordiale. Potion de Todd à 30 grammes. Bouillon et potages.

24 octobre. Même état des articulations et du cœur. Il y a eu dans l'après-midi de la veille et dans la nuit une sueur très-abondante ; la malade, dans la première attaque et dans celle-ci, n'en avait pas eu. Deux épistaxis la veille au soir, qui se sont arrêtées seules. Pas de vomissements. Pas de diarrhée. Pouls à 120 (Voir fig.). Potion de Todd à 50 grammes. Deux verres d'eau de Sedlitz.

25 octobre. Les douleurs sont moins fortes. Il n'y a pas eu de nouvelle transpiration. Peau chaude et humide Pouls à 124. (Voir fig.). Langue bonne. Pas de vomissements ; pas de diarrhée ; pas d'appétit ; pas de toux ; pas de dyspnée. Il n'y a pas eu de palpitations. Le soir à la visite la malade présente un phénomène bizarre, évidemment nerveux. Quand elle parle bas ou quand elle élève la voix, les paroles sortent par saccades, et sont suivies d'un temps d'arrêt, comme s'il y avait quelque chose qui obstruât l'arrière-gorge. La respiration est normale, 20 inspirations par minute. Le purgatif a agi énergiquement. Potion de Todd à 50 grammes.

26 octobre. La peau est moins chaude, humide. Pas de transpiration. Pouls à 90. Il y a une amélioration notable. Le membre supérieur droit est presque entièrement dégagé. Les phénomènes nerveux de la veille ont disparu. Le sommeil ne vient pas, l'insomnie existe depuis le début de la maladie. Même traitement.

27 octobre. Le membre supérieur gauche est pris à son tour, en entier. La douleur est revenue dans le genou droit et dans l'articulation tibio-tarsienne du même côté. Peau chaude. Pouls à 120 (Voir fig.). Potion de Todd à 70.

28 octobre. Il n'y a rien de particulier à noter. — Même traitement. Pouls à 120.

29 octobre. Le membre inférieur est moins pris : les mouvements sont beaucoup moins douloureux. Sueur très-abondante au moment de la visite. Pouls à 102. — Même traitement.

30 octobre. Les membres inférieurs des deux côtés sont presque dégagés entièrement. Transpiration abondante pendant la nuit. Peau moins chaude. Pouls à 90. Potion de Todd à 70.

31 octobre. Le matin à la visite, on constate que l'état de la malade n'a pas sensiblement changé depuis la veille. Le soir : Dyspnée, 32 respirations, peau chaude, pouls à 120 (Voir fig.) Toutes les articulations sont à peu près dégagées. En cherchant la cause des nouveaux accidents, on trouve des

râles sibilants nombreux, disséminés dans toute la poitrine, et en plus grande quantité à droite qu'à gauche. Pas de matité ; pas de souffle ; pas de changement dans le timbre de la voix. Toux assez fréquente, sans expectoration caractéristique.

Le cœur présente toujours les mêmes phénomènes ; cependant, le bruit de souffle est notablement moins rude. Les battements sont superficiels. Potion de Todd à 70 grammes.

1er novembre. La dyspnée n'existe plus. Quelques râles encore disséminés dans la poitrine. Les articulations continuent à être moins sensibles aux mouvements. Peau bonne, pouls à 90. L'appétit ne vient toujours pas. Les évacuations intestinales se font régulièrement, ou à l'aide de lavements. Le soir la malade éprouve encore de la dyspnée, sans râles bronchiques, qui est venue à peu près à la même heure que la veille. Pouls à 120 (Voir fig.). Peau chaude. — Même traitement.

2 novembre. La dyspnée s'est dissipée vers minuit ou une heure du matin. La première fois elle avait duré jusqu'à trois ou quatre heures de la nuit. Toux insignifiante. Peau moite. Pouls à 100. Transpiration au moment de la visite. L'appétit fait encore défaut. Pas de sommeil. L'état des articulations s'améliore tous les jours. Même potion. Sulfate de quinine, 1 gr., pour combattre l'intermittence.

3 novembre. La dyspnée a été très-diminuée par le sulfate de quinine ; elle a duré encore jusqu'à minuit environ. Peau bonne. Pouls à 104. (Voir fig.) Pas d'appétit. Pas de sommeil. — Même traitement.

4 novembre. Pas de changement dans l'état local. La dyspnée n'a pas reparu. Peau bonne. Pouls à 104. — Même traitement.

5 novembre. L'amélioration augmente. La toux n'existe plus, la dyspnée paraît définitivement partie. La peau est fraîche. Pas de sommeil. L'appétit se fait un peu sentir. Pouls à 104. (Voir fig.) Malgré le nombre des pulsations artérielles, la fièvre est certainement tombée, aussi on donne une portion. Même traitement.

6 novembre. Les articulations sont à peu près libres. Elles n'ont qu'un peu de roideur facilement vaincue. La malade a un peu dormi. L'appétit se soutient, mais il n'a pas augmenté. — Même traitement, excepté le sulfate de quinine.

8 novembre. L'amélioration continue. Pouls à 100. Même traitement.

10 novembre. La convalescence est définitive. La malade dort, mais mange peu ; elle demande à se lever. Potion de Todd à 30 gr., au lieu 70 gr. Pouls à 120. (Voir fig.)

12 novembre. La malade continue à bien se porter. Le bruit de souffle du cœur n'est pas sensiblement moins rude que le 31 octobre. Il est probablement dû à une lésion ancienne ravivée par les derniers accidents. Pouls à 100. (Voir fig.) Potion de Todd à 30 gr.

15 novembre. La malade va toujours bien. Elle s'est levée un peu. On supprime la potion.

18 novembre. La convalescence va de mieux en mieux. Pouls à 100. (Voir fig.). L'appétit et le sommeil sont revenus. La malade se lève tous les jours. 2 portions.

20 novembre. La malade va de mieux en mieux. Elle se lève tous les jours. Pouls à 84.

22 novembre. L'amélioration continue. On supprime la potion de Todd.

25 novembre. La malade va de mieux en mieux. Elle mange 2 portions et se lève tous les jours. Elle part pour le Vésinet le 6 décembre.

Observation XXIV.

Rhumatisme articulaire aigu traité par la potion de Todd. — Guérison.

Thierry (Joseph), 35 ans, garçon d'hôtel, entre, le 28 janvier 1865, à la Charité, dans le service de M. le professeur Béhier. Le malade, qui a toujours eu une santé florissante, raconte que, la veille de son entrée, il ressentit sans cause connue une vive douleur dans le genou droit et dans le poignet gauche. Il y avait un peu de rougeur et de tuméfaction. En ville, on appliqua 18 sangsues, neuf à chaque articulation. C'est la première attaque de rhumatisme. Le malade nie formellement toute habitude alcoolique.

29 janvier. A l'examen clinique, on constate que les articulations susnommées sont seules atteintes. La rougeur et la tuméfaction, quoique légères, sont cependant indubitables. L'examen du cœur ne révèle aucune altération. Le pouls est plein, vibrant, régulier, à 92-96. La peau est chaude et couverte de sueurs. Inappétence ; pas de diarrhée. Potion de Todd à 150 gr.

30 janvier. Il n'y a rien à noter. Le malade prend sa potion sans difficulté. On continue la même dose d'eau-de-vie jusqu'au 3 février.

3 février. Sueur profuse ; peau brûlante, Pouls vibrant, régulier, à 92-96. Pas d'excitation encéphalique. Appétit. Épistaxis assez abondante. Douleur sans tuméfaction aux articulations tibio-tarsiennes. Potion de Todd à 200 gr.

4 février. Le pouls est plus dépressible que la veille, régulier, à 92-96. Pas de céphalalgie ; pas d'excitation encéphalique. Sueur moins abondante que la

veille. Appétit. Pas de diarrhée. Légère douleur dans le poignet droit et les épaules. Potion de Todd à 300 gr.

5 février. Les douleurs ont diminué dans toutes les articulations. Le malade dit lui-même qu'il se sent mieux. La peau est humide ; la sueur a disparu. Pouls régulier, aussi fort que la veille, à 84-88. Potion de Todd à 300 gr.

6 février. Il ne reste plus que de la roideur dans les articulations. La peau est bonne. L'appétit continue. Pouls à 72-76. Potion de Todd à 300 gr. Une portion.

7 février. Même état. Même traitement.

8 février. La douleur est revenue, mais moins forte que précédemment, dans le pied droit. Pouls à 72-76. — Même traitement.

9 février. Gonflement et douleur dans les articulations huméro-cubitale et radio-carpienne du côté droit. Pouls à 72-76. La peau est bonne. — Même traitement.

10 février. Légère épistaxis. Douleur persistant dans le poignet droit. Pouls à 72 — Même traitement. Vésicatoire sur le poignet.

11 février. Même état ; pouls à 72. — Même traitement.

12 février. Nouvelle épistaxis. Pouls à 72. La douleur du poignet a presque disparu entièrement. On supprime la potion de Todd. Le malade reste à l'hôpital jusqu'au 20 février, jour de son départ pour la maison de convalescence.

Observation XXV.

Rhumatisme mono-articulaire. — Potion de Todd ; amélioration.

Pettier (Marie), 46 ans, laveuse, entrée le 23 octobre 1866 dans le service de M. Fremy, à l'hôpital Beaujon.

Il y a trois jours, la malade fut prise brusquement d'une douleur dans l'épaule gauche. La cause, quoique inconnue, peut vraisemblablement être un refroidissement, vu l'état de cette femme. C'est la première apparition de ces accidents. Dans la nuit, il y eut un léger frisson, et le matin l'épaule était gonflée et sensible au toucher.

Ménopause à 45 ans. Pas d'habitudes alcooliques.

État actuel. 24 octobre. Gonflement notable, sans rougeur de l'épaule gauche. Pas d'œdème du membre correspondant. Mouvements à peu près impossibles à cause de la douleur ; celle-ci a été en augmentant depuis le début. Les autres articulations n'ont rien. Pas d'uréthrite ni de vaginite ; peau un peu chaude; pouls régulier, bien frappé, à 72. Rien au cœur ; langue bonne. In appétence. État général très-bon. — Potion de Todd à 30 gr.

25 octobre. Pas de changement. La malade dit d'elle-même et spontanément que depuis le commencement des accidents, elle n'avait pas encore dormi d'une manière aussi calme. Le pouls est à 72 et ne paraît pas avoir pris de la force. Potion de Todd à 30 gr.

26 octobre. La douleur de l'épaule a sensiblement diminué. Pas de sueur. Peau bonne. Pouls à 72. Appétit. Une portion. Potion de Todd à 30 gr.

27 octobre. La malade ne va pas beaucoup mieux que la veille. La douleur semble stationnaire. Le sommeil est toujours très-bon. Pouls à 72. Une portion. Potion de Todd à 30 gr.

28 octobre. La douleur ne varie guère. L'appétit augmente. Bon sommeil. Deux portions. Potion de Todd à 30 gr.

29 octobre. Pas de changement. Potion de Todd à 30 gr. Bon sommeil.

30 octobre. Quoique non guérie, la malade demande son exeat.

On se rappelle que, pour le Dr Todd, le traitement des affections aiguës doit tendre à favoriser l'élimination du *materies morbi*. Dans ses leçons cliniques, il donne plusieurs exemples à l'appui de sa théorie, et il les emprunte à la pneumonie, à l'érysipèle, à la fièvre typhoïde, à la pyohémie, à la péricardite, à l'endocardite et au rhumatisme. Au sujet de cette dernière manifestation morbide, il insiste longuement sur la nécessité de suivre la médication qu'il a adoptée. Voici comment il motive son opinion : « Il est probable que le *materies morbi*, dans la fièvre rhumatismale, est l'acide lactique ou quelque agent analogue. Nous savons que la peau est l'émonctoire naturel de cet acide. Plusieurs chimistes assurent qu'il peut aussi s'échapper par les reins ; mais s'il en est jamais ainsi, c'est vraisemblablement pendant la fièvre rhumatismale plutôt qu'en tout autre temps. En outre, puisque la digestion viciée est apte à le produire en quantité anormale, et qu'il est formé par conséquent en abondance dans l'estomac, il y a toute raison de croire qu'il est expulsé en une certaine proportion par le canal alimentaire. Les indications sont donc d'activer l'action de la peau, des reins et des intestins, de faire usage de remèdes anti-acides et de donner de grandes quantités de liquide pour la parfaite dilution du *materies morbi*, de combattre le mal causé par la suspension de la diaphorèse et de la diurèse. » Pour agir sur la peau, les intestins et les reins, l'auteur prescrit l'opium, l'ipéca et le nitrate de potasse; en même temps, il agit localement sur les articulations par les vésicatoires de petites dimensions, plus utiles, selon lui, que ceux de grande étendue: par l'enveloppement dans de la laine ou de l'ouate huilée; puis, ayant passé successivement en revue les principales indications qui peuvent se présenter, il arrive à l'usage de l'alcool et signale l'absence de délire chez la malade dont il a retracé l'histoire, quoiqu'il soit survenu une péricardite et un peu d'endocardite : « Il en est, dit-il, généralement ainsi dans les maladies aiguës, érysipèle, fièvre, pneumonie, fièvre rhumatismale, dans lesquelles l'alcool est donné conformément à la méthode suivie dans le cas qui nous occupe. L'alcool tient le délire éloigné. » Il termine en faisant remarquer que depuis qu'il a adopté le plan de traitement qu'il propose, il a rencontré bien plus rarement les complications de pneumonie, de péricardite, si fréquentes quand on prescrit une médication déplétive; que la durée varie entre dix jours et trois ou quatre semaines au lieu de six semaines, que les rechutes surviennent exceptionnellement; enfin que les convalescences lentes, anémiques, et la chronicité sont moins à craindre.

Le Dr Beale, médecin du King's-College, emploie aussi les spiritueux dans le rhumatisme articulaire aigu; seulement il ne les prescrit pas systématiquement. Nous résumons un article et une observation qu'il a publiés dans le *British-medical Journal* du 25 janvier 1862 (*Analyse in Ranking's Abstr.*, XXXVe vol., janvier-juin, 1862, p. 28).

L'alcool est un aliment : les circonstances qui indiquent et contre-indiquent l'alimentation, indiquent ou contre-indiquent les stimulants.

L'alcool donné à petites doses souvent répétées, réussit en deux ou trois jours dans les cas désespérés.

Les malades n'éprouvent pas d'ivresse, quoiqu'ils ingèrent jusqu'à une bouteille d'eau-de-vie par jour.

Tel malade guérira sans alcool : tel s'en trouvera mal, tel autre s'en trouvera parfaitement.

L'alcool hâte la résorption des produits épanchés. On voit des résorptions s'opérer chez des individus épuisés, aussi vite sous l'influence de l'alcool que s'il s'agissait de sujets vigoureux.

L'alcool et les doses qu'on en donne sont indiqués, non par la présence ou l'absence de tel processus morbide, mais par l'état des forces du malade à un moment donné.

Quand la dépression arrive brusquement, on peut débuter par une plus petite dose que si elle survient peu à peu.

On augmentera les doses tant que le pouls ne diminuera pas de fréquence en acquérant plus de force.

L'observation concerne une jeune fille de 14 ans à sa troisième attaque de rhumatisme. L'acuité et les douleurs étaient intenses. La faiblesse était grande. Le deuxième jour, on donna une once d'eau-de-vie, puis deux, puis trois, puis cinq onces par jour. Le dixième jour, la prostration était extrême. Une péricardite se déclara. Le pouls était très-faible, à 110. Il y avait 60 inspirations par minute. L'état des fonctions digestives était satisfaisant : on porta la dose d'alcool à 10 onces en vingt-quatre heures.

Trois jours après le pouls était à 144. 44 inspirations. Tous les symptômes étaient amendés. Au bout de huit jours, l'amélioration était assez considérable pour qu'on diminuât la dose d'eau-de-vie. On retrancha 2 onces d'eau-de-vie par jour, et la convalescence fut définitive.

Notre expérience est trop restreinte pour que nous ayons une opinion arrêtée; nous devons dire cependant que la malade de l'observation 23 avait une affection cardiaque certaine sur laquelle l'eau-de-vie n'a eu aucune influence fâcheuse. Le bruit de souffle, exagéré probablement par une endocardite récente, a perdu de son intensité sans phénomènes particuliers. Quant au pouls, les tracés sphygmographiques prouvent qu'il n'a subi aucune variation attribuable au médicament prescrit. Pas plus que Beale enfin, nous n'avons constaté de signes d'ébriété, quoique les doses soient montées jusqu'à 300 gramnes par jour chez le malade de l'observation 24. En somme, par ce que nous avons vu, nous admettons volontiers que les spiritueux ne sont pas nuisibles dans le rhumatisme articulaire aigu.

Observation XXVI.

Fièvre typhoïde. — Potion de Todd : effets très-accusés de cette potion. — Guérison.

Duval (François) 17 ans, maçon, entré le 3 novembre 1866 dans le service de M. Frémy, à l'hôpital Beaujon.

Le malade raconte que depuis trois ans il est à Paris ; il eut en 1865 et 1866 une variole et une pneumonie. Il fut soigné pour ces deux maladies dans le service de M. Gubler. Avant et après ces deux accidents, sa santé était excellente. Pas d'habitudes alcooliques. Il y a treize ou quatorze jours, il se sentit peu en train : il n'était pas à son aise ; il éprouvait une lassitude continuelle, une céphalalgie intense et presque sans trêve, des éblouissements, des bourdonnements d'oreille, de l'insomnie, de l'agitation nocturne, de l'inappétence, de la constipation, de la fièvre : la bouche était pâteuse, la langue épaisse ; il n'y a eu ni nausées, ni vomissements, ni épistaxis.

Il s'alita et fut en huit jours purgé trois fois par un médecin. C'est au bout de ce temps qu'il entra à l'hôpital, parce qu'il sentait, à ce qu'il dit, que sa maladie s'aggravait.

État actuel. 4 novembre. Le malade est évidemment prostré : il est dans une somnolence presque perpétuelle ; il n'en sort que par une stimulation assez énergique. Il prétend ressentir encore tous les symptômes ci-dessus énoncés : seulement, depuis quatre jours environ, il a une garde-robe liquide par vingt-quatre-heures. La langue est saburrale au milieu et rouge sur les bords. Douleur et gargouillement dans la fosse iliaque droite. Taches rosées lenticulaires sur le ventre, qui est ballonné et d'une chaleur âcre et mordicante. Pas de sudamina ni de taches bleues. Pas de carphologie. L'examen de la poitrine est complétement négatif. Il n'y a pas encore eu d'épistaxis. Pouls régulier, mou, facilement dépressible, à 80. La peau est sèche et brûlante. Rien dans l'urine. — Limonade sulfurique. Une potion de Todd à 40 gr. 2 bouillons. 2 potages. Voir les deux tracés sphygmographiques du pouls : le premier a été pris le matin avant que le malade ait commencé sa potion ; le second a été pris le soir quand la potion a été finie.

5 novembre. Le malade est plus éveillé que la veille ; la peau est humide : il y a eu dans la nuit une forte transpiration ; ce phénomène ne s'était pas encore produit depuis le début de la maladie. Le pouls est sensiblement plus résistant ; il est toujours à 80. La nuit a été très-tranquille, le sommeil a été

calme. — Limonade. Potion de Todd à 60 gr. Deux bouillons, deux potages (voir les tracés sphygmographiques).

6 novembre. La transpiration est encore revenue pendant la nuit. La peau est moite. Le malade est véritablement plus éveillé qu'à son entrée; il a perdu quelques gouttes de sang par le nez. Il dit avoir faim. Il affirme n'avoir pas encore dormi aussi bien que depuis qu'il prend la potion de Todd. Pas d'odeur alcoolique de l'haleine. Le ventre est moins ballonné, quoiqu'il ne se soit pas fait d'évacuation intestinale. Pas de phénomènes nerveux. Pouls à 80 (voir fig.). Même traitement. Un lavement.

7 novembre. La transpiration s'est encore manifestée avec autant d'abondance que dans les autres nuits. Le malade est complétement sorti de sa somnolence. La céphalalgie a disparu depuis deux jours. Les taches persistent encore, mais sont plus pâles. Pas de ballonnement abdominal. Pas de garde-robe. La langue se nettoie. Appétit. Les nuits continuent à être excellentes. Pouls à 70, régulier. Même traitement. Deux verres d'eau de Sedlitz.

8 novembre. Il y a eu quatre garde-robes. L'amélioration se soutient : cependant la peau est un peu plus sèche que les jours précédents; le pouls est remonté à 80 (*voir fig.*). En interrogeant avec soin tous les appareils on ne trouve rien pour expliquer cette recrudescence de la fièvre. Il n'y a pas eu de transpiration nocturne. Le malade demande à manger; mais on le laisse aux bouillons et aux potages. Même traitement.

9 novembre. La peau a repris sa température normale. Le pouls est redescendu à 70. Le malade demande toujours à manger. Une garde-robe semi-liquide. La convalescence semble commencer. On ne donne plus qu'une potion de Todd à 40 gr.

10 novembre. Le mieux augmente graduellement. On donne une demi-portion. Même potion. Pouls à 65 pulsations (*voir fig.*).

Dans la journée le malade veut absolument partir parce qu'il ne mange pas, le directeur de l'hôpital est obligé de signer la sortie.

Observation XXVII.

Fièvre typhoïde traitée à partir du vingt-deuxième jour par la potion de Todd. — Guérison.

Nourin (Sylvain) 26 ans, maçon, entré le 14 mai 1866, dans le service de M. Frémy, à l'hôpital Beaujon. Le malade raconte que depuis une quinzaine de jours il est mal à son aise : il n'a pris cependant le lit que depuis huit jours.

Il y a quatre mois qu'il est arrivé à Paris. Au début de la maladie il a eu de la céphalalgie intense, de l'insomnie, de la faiblesse des jambes, des éblouissements et des étourdissements, de l'inappétence, des nausées : la bouche pâteuse; de la constipation. A son entrée on constate une céphalalgie frontale, du gargouillement dans la fosse iliaque droite : un état saburral de la langue très-prononcé. Il y a deux ou trois garde-robes liquides en vingt-quatre heures. Taches rosées lenticulaires sur le ventre qui est ballonné. Peau sèche et brûlante. Epistaxis il y a deux jours, Pouls à 100, non dicrote. Râles sibilants dans la poitrine. Jusqu'au 27 mai on donne tous les deux jours un purgatif salin, sans obtenir d'amélioration : tous les jours deux bouillons, deux potages. Ce jour-là à la visite la langue est sèche, fuligineuse. La malade a du délire, et tous les autres symptômes persistent encore. Toutefois on n'entend plus de râles sibilants dans la poitrine. La peau est sèche et chaude. Pouls à 102. On donne une potion de Todd à 60 gr.

28 mai. Le délire a été moins intense : cependant le malade a encore assez de loquacité qnand on lui parle. Le sommeil a été assez tranquille, et le malade s'y laisse aller facilement. Deux garde-robes liquides. La peau est sèche et chaude. Pouls à 102, non dicrote. La langue est fuligineuse. Potion de Todd à 60 gr. On ne donne aucuun autre médicament.

29 mai. Pas de changement. Même traitement.

30 mai. Le malade est beaucoup moins loquace dans son sommeil : les nuits sont à peu près calmes. Il y a moins de tendance à dormir. Le facies est moins abattu que les jours précédents. La langue est toujours sèche et fuligineuse. Une garde-robe liquide. Peau moins sèche. Pouls à 102. Potion de Todd à 60 gr.

31 mai. Le malade n'a plus de délire : il répond très-sensément aux questions qu'on lui adresse. La nuit a été complètement calme. Les yeux sont plus animés que la veille. Pouls non dicrote, à 102. Peau toujours un peu sèche. La potion de Todd a une action évidemment bienfaisante; on la continue à la même dose d'eau-de-vie.

1er juin. Même état. Même traitement.

2 juin. Pouls régulier à 100. Peau un peu humide. Langue sèche et fuligineuse. On constate aux deux bases des râles sous-crépitants assez nombreux : 22 inspirations. Pas d'expectoration ni de toux. Potion de Todd à 100 gr. Soixante ventouses sèches sur la poitrine.

3 juin. Transpiration abondante. Le malade est très-notablement mieux que la veille. La langue est humide et n'est presque plus fuligineuse. Une garde-robe liquide. L'état du poumon ne paraît pas avoir changé; 20 inspirations. Pouls à 90. Ventouses sèches, 60. Potion de Todd à 100 gr.

4 juin. L'amélioration continue. Les râles dans la poitrine ont notablement diminué, et pris un timbre moins sec. Il y a un peu d'expectoration insignifiante. Peau humide. Pouls régulier, à 80. L'appétit commence à venir. Une garde-robe semi-liquide. Potion de Todd à 100 gr.

5 juin. Le mieux augmente de plus en plus. Potion de Todd à 100 gr.

7 juin. Le malade demande instamment à manger : il dit n'avoir plus de diarrhée. Il entre en pleine convalescence. Pouls à 76. Potion de Todd à 50 gr. Une demi-portion.

9 juin. La convalescence suit une marche régulière. Potion de Todd à 50 gr.

11 juin. Le malade va de mieux en mieux. Il reste par mesure de précaution jusqu'au 29 juin et part pour Vincennes. Le 11 juin on supprime totalement la potion de Todd.

La fièvre typhoïde, qu'on appelait autrefois *fièvre putride*, est une des premières maladies dans lesquelles on se soit servi des spiritueux. Huxham, Pringle, Sydenham, recommandaient le vin dans les affections putrides, et F. Hoffmann, cité par Lobenstein (*loc. cit.*, p. 18), disait : « Et quidem in febribus malignis vino nil datur excellentius. Malignitas dignoscitur ex motuum et virium defletu necnon valde depressa sanguinis spirituascentia, ex tardo circulo ejusdem, quæ cuncta dispositionem quamdam cruoris ad putredinem designant : igitur in iis morbis restaurare vires, spiritus erigere, circulum sanguinis liberiorem reddere, transpirationem movere expedit, et in eo versatur omnis alexipharmacorum virtus. » Cette méthode, imitée par tous les médecins, fut un peu abandonnée au temps de Broussais ; mais Stokes et Graves, en Angleterre, MM. Trousseau, Béhier, Marrotte, Monneret, en France, ramenèrent bientôt les esprits à une saine pratique. D'après M. Bricheteau (*Journal des connaissances méd.-chir.* 1862, p. 487), M. Monneret prescrit le vin avec succès dans les fièvres continues. Il aurait remarqué que, sous l'influence de l'alcool, l'adynamie et les accidents qui en résultent sont très-diminués. Le sommeil est plus long, plus paisible, plus réparateur. Les eschares et la pneumonie hypostatique deviennent très-rares. Les hémorrhagies sont moins fréquentes. La diarrhée et le météorisme sont moins accusés. La langue s'humidifie. L'urine est plus abondante.

La plupart des améliorations que nous venons d'énumérer ont été signalées à propos d'autres maladies, nous n'y reviendrons pas. Seulement nous dirons que le Dr Twedie, sans être partisan des alcooliques dans tous les cas, accepte néanmoins qu'ils sont utiles dans la fièvre typhoïde. Il commence par une demi-once ou une once, et va quelquefois jusqu'à trois pintes de vin administrées en vingt-quatre heures: il n'y a pas d'intoxication, parce que l'épuisement du système nerveux contrebalance les effets des stimulants. Il se loue beaucoup de l'alcool, et selon lui il vaut mieux prescrire ce médicament plus tôt que plus tard, dût-on le suspendre ensuite, tant il est difficile de relever les forces vitales trop longtemps laissées défaillantes (*The Lancet*, 16 juin 1860 ou *Ransking's Abstr.* XXXIIe vol., juillet, déc. 1860, p. 37).

Cependant, entre les mains de M. le professeur Béhier, l'eau-de-vie n'a pas donné de succès. Il est vrai que les cas étaient très-graves et le début éloigné. (*Dictionnaire encyclopédique des sciences médicales*, article *alcool*, thérapeutique, t. II, p. 608).

Parmi les observations de fièvre typhoïde que nous avons recueillies à l'hôpital Beaujon, dans le service de notre honoré maître, M. Frémy, nous avons choisi les deux précédentes, parce qu'elles sont des exemples complets, selon nous, de l'action des alcooliques. Chez les deux malades, l'amélioration a coïncidé avec l'apparition de la transpiration : chez le premier, le pouls est remonté dès le soir même, ainsi qu'on peut aisément s'en convaincre en jetant les yeux sur les tracés sphygmographiques; les jours suivants, il s'est maintenu à une hauteur toujours supérieure à celle de la première journée. La disparition des phénomènes graves a eu lieu chez le premier sujet au bout de sept jours de traitement, chez le second au bout de neuf jours.

Cette efficacité des spiritueux n'avait pas échappé à Van-Helmont qui vante l'emploi du vin dans les fièvres: « Quotquot medici vino in febribus utuntur, dit-il, facilius convalescunt, vires conservant, et in pristinum ocyus restituunter (Lobenstein, *loc. cit.* p. 17).

Observation XXVIII.

Accouchement laborieux. — Crâniotomie. — Frisson violent onze jours après l'accouchement. — Potion de Todd. — Guérison.

Q... (Adèle), 30 ans, couturière. Entrée le 14 avril 1866, à l'hôpital Beaujon, service de M. Frémy. Elle est dans les douleurs de l'enfantement depuis vingt-quatre heures environ. La grossesse est à terme. La poche des eaux est rompue depuis vingt heures environ. Depuis ce temps les mouvements du fœtus ont cessé. Par le toucher vaginal on constate un rétrecissement du canal pelvien. Les parois semblent plus rapprochées l'une de l'autre qu'à l'état normal.

Les fémurs sont fortement incurvés.

Le cordon pend au fond du vagin et l'on n'y perçoit aucun battement. L'enfant se présente en position occipito-iliaque gauche antérieure. Le col est entièrement dilaté. C'est la première grossesse : elle s'est passée très-normalement et sans le plus léger accident. Menstruation très-régulière. Excellente santé habituelle. Pas d'habitudes alcooliques. L'interne de garde, ainsi que plusieurs de ses collègues, essaye inutilement d'appliquer le forceps ; il ne peut y parvenir. Après plusieurs tentatives infructueuses, il envoie chercher M. Trélat. On cherche à appliquer un forceps plus petit que celui précédemment employé. Les efforts n'aboutissent à aucun résultat. On se décide alors à pratiquer la crâniotomie : l'opération fut habilement exécutée, et la malade passa une nuit assez calme.

15 avril. Peau chaude ; pouls régulier, petit, à 104. Il y a une légère déchirure au périnée ; douleur aux deux ovaires, que l'on sent tuméfiés et rénitents à travers la paroi abdominale. Les lochies coulent bien ; 40 sangsues; lotions d'eau-de-vie camphrée; bouillons, potages.

16 avril. Pouls à 104, peau chaude. La malade est un peu abattue ; langue sale ; il n'y a pas eu de garde-robe depuis l'accouchement ; le lait est monté ; la douleur aux ovaires est un peu diminuée; ils semblent un peu moins tuméfiés et rénitents. Lotions alcooliques ; lavement purgatif.

18 avril. La malade est dans le même état que les jours précédents ; pouls à 184, peau chaude, langue sale. Il y a toujours de l'abattement; inappétence, pas d'envie de vomir, pas de diarrhée, pas de ballonnement du ventre ; les ovaires sont encore sensibles, mais moins tuméfiés. La plaie périnéale suppure abondamment. Même traitement local ; potion de Todd à 50 grammes pour remonter la malade.

20 avril. Il n'y a pas de changement local ; le pouls est à 104; inappétence,

pas de diarrhée, peau chaude, la malade paraît moins abattue. Même traitement.

25 avril. Les jours précédents il n'y eut rien de particulier à noter; les ovaires reviennent peu à peu à leur état normal; la plaie périnéale suppure toujours abondamment et se rétrécit. La malade a eu dans la nuit, pendant trois quarts d'heure, un très-violent frisson qui, disait-elle, faisait trembler tout son lit. Le facies n'est pas altéré, le ventre n'est pas ballonné, pas de diarrhée, pas d'envie de vomir. Pouls à 100, peau chaude, langue bonne, un peu d'appétit, les lochies coulent bien; on ne sait à quoi attribuer le frisson. Même traitement.

26 avril. Peau fraîche et bonne, pouls à 81. Bon visage; langue humide; appétit; bon sommeil; la plaie est en très-bon état, le frisson n'a pas reparu. Même traitement.

28 avril. La malade va de mieux en mieux. Même traitement.

30 avril. La malade se lève un peu.

3 mai. On supprime la potion de Todd.

10 mai. La malade part pour le Vésinet; la plaie périnéale est presque entièrement cicatrisée.

Observation XXIX.

Phlegmon péri-utérin à la suite de l'accouchement. — Frisson très-intense au quatorzième jour. — Potion de Todd. — Guérison.

(Observation communiquée par M. le professeur Béhier.)

B..... (Céline), 21 ans, couturière, entrée, le 3 novembre 1863, dans le service de M. le professeur Béhier. Cette femme est accouchée le 10 octobre; son accouchement a été facile; une perte abondante, dont on a pu se rendre maître, a eu lieu pendant le travail.

Le troisième jour après l'accouchement, la malade commença à éprouver des douleurs dans la région lombaire et hypogastrique, en même temps l'écoulement des lochies s'arrête. Le même jour, une fièvre intense se manifeste; la malade eut du délire; elle eut un frisson qui dura une heure : c'était le jour de la fièvre de lait.

Voici dans quel état elle est à son entrée à l'hôpital : les lochies sont fétides, mélangées de sanie purulente; le teint est jaunâtre, terreux, le pouls est fréquent, petit, dépressible. Au toucher, on trouve l'utérus augmenté de volume; le col est entr'ouvert, ramolli, et laisse passer la première phalange de l'index. Injections chlorurées; vessie de glace sur le ventre.

5 novembre. Dans la journée la malade a de la fièvre, le pouls est petit, irrégulier ; quelques légers frissons, diarrhée. Sulfate de quinine 0 gr., 75; vin de quinquina.

6 novembre. Même état. La malade a encore des frissons, diarrhée assez abondante. Même prescription, plus sous-nitrate de bismuth, 15 grammes. On supprime la glace, que la malade dit ne pouvoir supporter. Les jours suivants l'état est toujours aussi fâcheux ; la malade est dans une grande prostration.

10 novembre. On cesse le sous-nitrate de bismuth ; un quart de lavement laudanisé.

12 novembre. On applique de nouveau la glace.

14 novembre. On supprime le sulfate de quinine ; 1 pilule de 0 gr. 05 d'extrait thébaïque. La malade est plus souffrante dans la journée ; la fièvre augmente dans la soirée ; la malade est prise d'un frisson violent.

15 novembre. Au matin, à la visite, elle est sous le coup d'un effroyable frisson qui remue le lit tout entier. La face est altérée profondément, la langue est sèche, le pouls est petit et fréquent. L'aspect est si grave que le pronostic le plus funeste est porté. A tout hasard et sans espoir, on supprime l'opium et on donne une potion avec 100 grammes d'eau-de-vie, deux quarts de lavement laudanisé, vin de quinquina.

16 novembre. La malade n'a pas eu de nouveau frisson, la fièvre est moins forte, l'état général paraît meilleur. Même traitement.

17 novembre. Amélioration réelle ; la malade a meilleur aspect ; elle est beaucoup moins prostrée.

Le 18 novembre et les jours suivants, l'amélioration continue, la fièvre est complétement tombée. Même traitement.

24 novembre. La malade se plaint de douleur dans le ventre. Le toucher fait reconnaître un phlegmon péri-utérin. La malade a d'assez vives douleurs, mais pas de fièvre. Glace et potion de Todd à 100 gr., vin de quinquina. Les jours suivants l'état général est satisfaisant.

2 décembre. A travers l'hypogastre on ne sent plus de tumeur. Au toucher, dans le cul-de-sac latéral droit, une tumeur molle assez volumineuse.

5 décembre. La malade remarque que son linge est taché par une assez grande quantité de pus et de sanie purulente.

Le 6 décembre et les jours suivants, le pus continue à couler abondamment. La malade va très-bien ; bon appétit. On supprime la potion de Todd ; vin de quinquina.

15 décembre. La malade a un léger frisson qui n'a été suivi d'aucun accident. Le pus coule en très-petite quantité.

19 janvier. Examinée au spéculum, on trouve que la malade a un peu de catarrhe utérin. Quelques points du col légèrement ulcérés sont touchés avec le nitrate d'argent. Le col est entr'ouvert assez largement. L'état général est très-satisfaisant : appétit, sommeil. Les règles n'ont pas encore reparu ; elles doivent venir vers le 25 janvier.

22 janvier. La malade sort, guérie, de l'hôpital.

Observation XXX.

Accidents du côté des ovaires. — Potion de Todd. — Sangsues. — Glace. — Guérison.

Muller (Anaïs), 21 ans, couturière, entrée le 5 mai 1866 à l'hôpital Beaujon, dans le service de M. Frémy.

La malade est primipare ; la grossesse s'est très-bien passée ; les douleurs ont commencé environ quatre heures avant l'entrée à l'hôpital ; les eaux sont évacuées.

L'accouchement a lieu normalement le 4 mai. L'enfant est à terme et très-bien constitué.

5 mai. L'annexe droite est un peu tuméfiée et douloureuse à la pression. La malade dit avoir ressenti quelques légers frissons. Insomnie. Ces accidents peuvent être attribués à la montée du lait ; les seins sont volumineux et fermes ; les lochies coulent bien. Trente sangsues sur le côté droit du ventre.

6 mai. L'annexe droite est moins douloureuse, moins tuméfiée ; celle de gauche est à son tour tuméfiée et douloureuse. Le ventre est indolore à la pression et n'est pas ballonné. Langue humide et rouge. Pas de nausées. Le facies est un peu altéré ; les yeux sont excavés. Peau chaude ; pouls à 100, régulier ; assez plein. Insomnie. Agitation. Il n'y a pas eu de frisson véritable, mais dans la nuit, pendant une heure environ, la malade dit positivement avoir éprouvé très-nettement un sentiment de froid très-réel et très-marqué. Les lochies coulent bien ; la malade n'a pas eu de garde-robe depuis sa couche. Quarante sangsues sur le côté gauche du ventre. Potion de Todd à 120 gr. ; lavement purgatif.

7 mai. Les deux annexes sont moins tuméfiées et moins douloureuses ; le facies est meilleur que la veille. Il n'y a pas eu de frisson ni de sentiment de froid. Pouls à 104 ; peau bonne ; langue normale. Une évacuation peu abondante ; un peu de sommeil. Quoique n'ayant pas d'habitudes alcooliques, la

malade trouve sa potion très-agréable. — Potion de Todd à 120 gr. Glace sur le ventre.

8 mai. L'état des annexes s'améliore de plus en plus. L'aspect général de la malade est meilleur. Peau bonne ; pouls à 92. — Même traitement.

9 mai. L'amélioration continue : les annexes ne sont presque plus douloureuses. Pas de diarrhée. Selles normales ; pouls à 84. Appétit. — Même traitement. Une portion.

10 mai. La malade va de mieux en mieux. — Même traitement.

11 mai. Il n'y a plus de douleur aux annexes. Pouls à 72. — Même traitement.

13 mai. On supprime la potion de Todd et la glace. La malade sort guérie le 20 mai.

M. le professeur Béhier, dans son article sur l'emploi thérapeutique de l'alcool (*loc. cit.*, p. 608), après avoir succinctement raconté l'histoire de la malade qui fait le sujet de l'observation 29, ajoute les réflexions suivantes : «Je n'oserais intituler cette observation *pyohémie*, comme celles dans lesquelles Todd a signalé l'utilité de l'eau-de-vie. La présence d'un abcès et l'issue favorable me rendent nécessairement circonspect dans le diagnostic, d'autant plus que mon excellent maître, M. le professeur Velpeau, m'a dit avoir essayé fréquemment, et toujours sans succès, l'alcool dans l'infection purulente. Mais, ce que je puis affirmer, c'est l'extrême gravité de l'état que présentait cette femme, et le triste pronostic que nous avons posé au moment où je prescrivis l'alcool sans aucune espèce d'espoir de succès.» Comme notre affectionné maître, nous croyons que le frisson était dû peut-être à la suppuration, et que l'eau-de-vie n'a pas eu d'action sur la disparition de ce redoutable symptôme. Cependant dans l'observation 28, au onzième jour après l'accouchement, un frisson violent survient aussi et ne se renouvelle pas ; mais il faut noter cette particularité qu'aucun accident primitif ne peut l'expliquer. C'est un fait très-net. En l'absence de motif plausible, on est en droit de se demander s'il n'y avait pas un commencement d'infection purulente, puisqu'il existait une plaie en pleine suppuration.

On comprendra facilement que nous posions la question sans la résoudre. Nous ferons remarquer seulement que l'eau-de-vie a encore exercé une favorable influence sur l'état général des trois malades : elles sont rapidement sorties de la faiblesse dans laquelle elles étaient tombées, et la guérison n'a pas été plus longue à obtenir qu'avec le traitement habituellement appliqué dans de semblables circonstances. Ces trois observations ne seraient-elles qu'une nouvelle confirmation de ce que nous avons vu jusqu'ici, qu'elles devaient, à ce titre, trouver place dans notre thèse.

Observation XXXI.

Éclampsie au neuvième mois de la grossesse. — Accouchement artificiel. — Hémorrhagie abondante à la suite de la délivrance. — Accidents puerpéraux mortels. — Potion de Todd.

Reinhardt (Christine), 26 ans, chanteuse ambulante, entrée le 2 mai 1866 dans le service de M. Frémy, à l'hôpital Beaujon.

La malade est sans connaissance. On apprend difficilement des personnes qui l'accompagnent que, le 1er mai au soir, il y eut une attaque convulsive qui se renouvela quelques instants après, et bientôt l'intervalle entre chaque attaque diminuant, la malade cessa d'avoir conscience de ce qui se passait autour d'elle. La veille de l'entrée à l'hôpital, on alla chercher une sage-femme : celle-ci fit des manœuvres sur lesquelles on ne peut avoir aucun renseignement : n'arrivant à aucun résultat, elle engagea à conduire la malade à l'hôpital.

Le toucher, pratiqué par mon collègue de garde, fit reconnaître une présentation du siége. On fait l'accouchement, et on extrait un enfant mort à terme. Peu après la délivrance, il survint une hémorrhagie excessivement abondante ; on l'arrête en introduisant le poing dans l'utérus. Cette manœuvre réussit rapidement.

La malade continua à avoir des convulsions jusqu'au lendemain matin 3 mai; les accès étaient assez rapprochés.

3 mai. La malade, à la visite, est dans l'état suivant : Perte de connaissance, insensibilité, mouvements d'oscillation de la tête de droite à gauche et de gauche à droite presque continuels; convulsions légères dans les membres inférieurs. La peau est froide ; le pouls est misérable, irrégulier et semble battre 130 fois par minute ; la respiration se fait bien ; rien au cœur ni aux pupilles. L'urine extraite de la vessie contient une très grande quantité d'albu-

mine. — Sur la prescription de M. Frémy, on fait prendre dans la journée une potion de Todd de 150 gr. Vésicatoires aux mollets et à la nuque; lavement purgatif.

4 mai. Le pouls est devenu très-régulier, beaucoup plus plein que la veille; il bat 120 fois par minute ; la peau est chaude. La malade a toute sa connaissance. Depuis la veille au matin, il n'y a pas eu d'attaque. Elle nous dit qu'elle est à sa première grossesse. La langue est bonne ; pas de délire ; pas de vomissement; une garde-robe très-abondante, non diarrhéique. Les annexes de l'utérus sont en bon état, indolores. — Potion de Todd à 200 gr.

5 mai. La nuit a été calme; le sommeil a été profond et réparateur. Peau chaude; pouls à 120 ; pas de vomissement; langue bonne ; appétit. Le ventre est évidemment ballonné; il est douloureux au niveau de l'annexe gauche, qui est tuméfiée ; pas de frisson, pas de diarrhée. — 30 sangsues *loco dolenti*. Potion de Todd à 200 gr. Une demi-portion.

6 mai. Le ventre est toujours ballonné et sensible à la pression, surtout au côté gauche de l'hypogastre. Peau chaude et sèche ; pouls à 120 ; pas de frisson; pas de vomissement; une garde-robe naturelle. Sommeil paisible : pas de délire. Il y a moins d'appétit; la langue est humide et rosée. — Onctions mercurielles et belladonées sur le ventre. Potion de Todd à 200 gr. Glace sur le ventre.

7 mai. Douleur persistant à gauche. Il y a eu un vomissement bilieux peu abondant; la face n'est pas grippée. La langue est humide et propre. Frisson intense pendant une demi-heure; peau brûlante; pouls à 140, régulier. — Même traitement; potion de Todd à 250 gr.

8 mai La malade a été prise d'un violent délire. Les vomissements sont fréquents; le ventre est énormément ballonné; la face n'est pas grippée. Peau chaude et sèche; pouls petit, à 130 pulsations, régulier; langue humide et propre. L'haleine n'a pas plus que les jours précédents d'odeur alcoolique.

La malade meurt le 9 mai, à quatre heures du matin, sans avoir eu un moment lucide. — On avait diminué la potion de Todd à 150 gr., dans la crainte qu'elle ne fût pour une part dans le délire.

Autopsie. Le péritoine est sain. L'utérus est sphacélé dans toute l'étendue de la plaie placentaire : l'odeur est caractéristique : la surface est parsemée de petits mamelons grisâtres ou noirâtres, friables, et baignés par une substance semi-fluide. Jusqu'à un demi centimètre dans le tissu de l'organe, on trouve au niveau de la plaie une teinte verdâtre.

Les sinus utérins contiennent du pus qui sort facilement après l'incision. Dans aucun autre organe on ne retrouve ce liquide.

L'estomac et l'œsophage, ainsi que la première partie de l'intestin grêle, ne présentent aucune altération qu'on puisse attribuer à l'eau-de-vie.

Le foie est sain; le poumon et le cœur sont normaux. Les reins n'offrent rien de particulier. Le cerveau est en parfait état.

Si l'on admet que l'alcool est un stimulant du système nerveux, il est logique de traiter par les spiritueux le coma indépendant de toute phlegmasie. C'est dans ce but que M. Frémy fit administrer de l'eau-de-vie à la malade éclamptique dont nous venons de rapporter l'observation. Le résultat semble avoir répondu à son attente. Le cas était presque désespéré, et selon toute probabilité la mort était imminente. Le coma persistait; les accès étaient rapprochés et avaient continué toute la nuit, quoique le fœtus fût expulsé; dans cette situation l'issue est à peu près sûrement funeste. Cependant, il n'en fut pas ainsi. Les accès cessèrent complétement vingt-quatre heures après le début de la médication, et la connaissance était entièrement revenue. Nous avouons qu'une solution aussi rapidement heureuse d'accidents fatalement mortels en apparence, et contre lesquels la thérapeutique est souvent impuissante, laisse dans notre esprit un doute considérable. Nous avons vu des éclampsies promptement dissipées par l'accouchement artificiel, mais elles étaient beaucoup moins intenses que celle de notre malade, et elles étaient plus récentes; nous le répétons, nous avons peine à croire que l'on puisse revendiquer ce succès en faveur de l'eau-de-vie. Toutefois, c'est un fait qu'il faut joindre à ceux que le Dr Pursell, de Brighton, a publiés en 1860 dans le *British medical journal*. M. Giraud-Teulon en a donné une analyse dans la *Gazette médicale de Paris* (1860, p. 587); nous transcrivons l'observation qu'il a traduite :

« Un jeune homme de 30 ans, fébricitant et plongé dans un état comateux. On ne pouvait obtenir un signe de lui qu'en lui criant très-fort dans les oreilles. Il présentait aussi des soubresauts des tendons et de la carphologie. On employa les révulsifs cutanés le long de l'épine dorsale; puis une once d'eau-de-vie étendue de la même quantité d'eau lui fut administrée pendant plusieurs jours, toutes les deux, trois ou six heures. La sensibilité reparut au bout de quarante-huit heures, et la convalescence fut franchement établie le neuvième jour. Il n'avait pris rien autre chose qu'un peu de thé de bœuf depuis le commencement du traitement. Le jour de la convalescence, il demanda une côtelette et une demi-pinte de bière forte qui remplaça l'eau-de-vie. Je ne mets pas en doute, ajoute l'auteur, que n'eût été l'eau-de-vie diluée, le malade eût promptement péri. » Le maître de la maison qui avait appelé le Dr Pursell, lui avait dit en l'introduisant qu'on ne l'avait fait venir que pour la forme, le malade étant trop loin déjà pour être rappelé à la vie. L'auteur anglais cite trois autre cas, tous étaient extrêmement graves, et aucun malade n'avait d'habitudes d'ivrognerie. Devant de telles assertions nous prenons acte des résultats et nous faisons appel à une large expérimentation.

Observation XXXII.

Ictère probablement d'origine alcoolique. — Délire. — Fièvre. — Potion de Todd : disparition des accidents. — Guérison.

C..... (Catherine), 59 ans, chiffonnnière, entrée le 10 novembre 1866 à l'hôpital Beaujon, service de M. Frémy.

La malade a une intelligence bornée. Quand le délire fut passé, nous avons essayé d'avoir des renseignements. Voici ceux que nous avons obtenus : Elle est malade depuis trois semaines, elle ignore où elle souffrait ; elle n'a pas vu de médecin ; elle est restée au lit deux jours seulement avant d'entrer à Beaujon. Quoi que nous fassions, nous ne pouvons rien apprendre de plus.

En interrogeant la fille de cette femme, nous avons su que celle-ci s'enivrait journellement ; que tout ce qu'elle gagnait était dépensé en boissons ; que depuis des années il en était ainsi ; qu'elle n'a jamais été malade ; que deux jours avant d'entrer à l'hôpital elle s'enivra complétement. Depuis elle ne s'est plus levée. Elle n'a eu qu'un enfant.

État actuel, 11 novembre. A la visite, on constate que la malade est très-assoupie ; il est très-difficile de la réveiller. Quand on y parvient, elle dit quelques paroles incohérentes et s'endort tout de suite. Elle ressemble à une personne ivre morte ; elle est complétement inerte ; pas d'odeur alcoolique de l'haleine. Les pupilles ne sont pas dilatées, elles sont égales ; les sclérotiques ont une teinte jaune non douteuse, qu'on retrouve un peu plus prononcée sur tout le tégument externe ; on ne constate l'existence d'aucune éruption. La langue est sèche et noire ; la face inférieure de cet organe est jaune aussi. Pas de vomissements depuis la veille au soir ; pas de garde-robe ; pas de ballonnement du ventre qui est indolore partout. Le foie ne paraît pas augmenté de volume ; il ne dépasse pas les fausses côtes. L'hypochondre droit est insensible à la pression ; l'urine extraite de la vessie contient une abondante quantité de matière colorante et pas une trace d'albumine. Pas de toux ; rien dans la poitrine ; rien au cœur ; pouls absolument incomptable, intermittent (voir fig.) ; peau chaude et sèche ; carphologie ; pas d'hémorrhagie ; la sensibilité est conservée partout. — Potion de Todd à 40 grammes.

12 novembre. L'ictère s'est accentué davantage. Changements à noter dans le pouls, qui est très-remonté et régulier à 100 (voir fig.). La peau est toujours chaude et sèche ; les autres symptômes n'ont pas varié. — Potion de Todd à 60 grammes.

13 novembre. Le délire est moins intense que les jours précédents, à ce que dit l'infirmière de nuit. A la visite, la malade est notablement plus éveillée que la veille ; elle commence à regarder les personnes qui lui parlent ; il est beaucoup plus facile de la réveiller. Pas de transpiration ; peau chaude, un peu humide ; pouls régulier à 100 ; plus de carphologie. — Même traitement.

14 novembre. Le délire est très-diminué. La malade a dormi une partie de la nuit avec beaucoup de calme : elle est encore beaucoup plus éveillée que la veille. Pas de vomissements ; pas de toux ; une garde-robe naturelle ; un peu d'appétit. La langue s'humidifie très-sensiblement. Peau bonne ; pouls régulier, à 80. — Même traitement.

15 novembre. Peau bonne ; pouls à 80 (voir fig.) ; pas de sueur. La malade n'a plus de délire. A la visite, nous la trouvons éveillée, et suivant parfaitement tous les mouvements qui se font autour d'elle. Elle demande à manger ; l'ictère diminue ; l'urine est encore très-chargée de matière colorante. — Même traitement.

16 novembre. Pouls à 84 ; peau bonne ; l'ictère semble suivre la marche d'un ictère bénin. — Même traitement.

17 novembre. Il n'y a plus de délire du tout. La malade est très-éveillée, et nous donne les renseignements que nous avons consignés plus haut; l'ictère décroît tous les jours ; un peu de diarrhée ; peau bonne ; pouls à 80 (voir fig.). — Même traitement.

18 novembre. Pas de sueur ; la malade va très-bien ; elle n'accuse pas de

démangeaisons à la peau, qui est fraîche; pouls à 80. La diarrhée persiste encore; deux ou trois garde-robes liquides. — Même traitement.

19 novembre. Peau bonne; pouls à 80; plus de diarrhée; la malade demande à manger à grands cris; la convalescence commence franchement. — Même traitement; une portion.

20 novembre. La malade va de mieux en mieux; pas de vomissements; pas de diarrhée; elle n'a pas assez à manger; pouls à 80 (voir fig.). — Même traitement; 2 portions.

22 novembre. La malade continue à perdre sa coloration jaune. L'urine contient moins de matière colorante; selles normales. — Même traitement; 2 portions.

25 novembre. La malade se lève tous les jours. Elle part pour le Vésinet le 29 novembre.

Lobenstein (*loc. cit.*, p. 92) est, à notre connaissance, le seul auteur qui ait parlé de l'emploi de l'alcool dans l'ictère. Dans son *Traité sur le vin*, il vante le vin de Bordeaux dans la jaunisse quand elle n'est point le résultat d'inflammation, d'induration et d'obstruction du foie, mais la conséquence d'obstacles à la sécrétion de la bile ou d'un rétrécissement dans les vaisseaux du foie, ou de contractions spasmodiques de la vésicule du foie; quand les malades se plaignent d'une grande faiblesse et de lassitude; quand le pouls est lent et ondulent. Ce passage s'applique évidemment à l'ictère ordinaire bénin et fort peu à notre malade. Cependant il constate l'effet antispasmodique et reconstituant de l'alcool: aussi l'avons-nous cité comme document bibliographique.

Le fait que nous avons rapporté a une valeur secondaire, nous le savons, parce que la malade était habituée aux excès alcooliques, cause probable de l'ictère, et les spiritueux dans de pareilles conditions, ont une utilité bien connue. Il nous a néanmoins semblé curieux de rapporter cette observation parce que, dans les maladies du foie, glande si souvent lésée à la suite de l'usage excessif de l'alcool, prescrire l'eau-de-vie et guérir l'affection hépatique n'est pas chose commune. La faiblesse était grande; le pouls avait des caractères alarmants; il était incomptable, dépressible, et au sphygmographe il donnait un tracé parfaitement irrégulier. Les phénomènes nerveux étaient de mauvais augure; la peau était brûlante; il y avait de la fièvre; la mort paraissait prochaine. L'eau-de-vie fut prescrite et apporta une modification considérable. Le pouls changea dès le lendemain, et reprit sensiblement sa forme normale; tous les symptômes s'amendèrent, et la maladie suivit une allure bénigne. Ce fait pourrait être rapproché de ceux que le Dr Pursell a étudiés, et il autorise peut-être à supposer que dans l'ictère grave l'alcool rendrait des services aussi utiles que dans les infections consécutives aux piqûres anatomiques ou aux empoisonnements miasmatiques. Cette idée nous est suggérée par les phénomènes généraux qui caractérisent ces affections, et nous l'émettons sous toute réserve.

Observation XXXIII.

Tuberculisation pulmonaire au troisième degré. — Potion de Todd et viande crue : insuccès. — Mort.

Dans le service de M. le Dr Gallard, à la Pitié, était un femme agée de 27 ans qui toussait depuis trois ans. Elle a perdu ses parents, morts, disait-elle, d'une apoplexie cérébrale. Quant à ses frères et à ses sœurs, elle en a cinq qui tous se portent bien. Elle n'a jamais eu d'enfant.

Les règles ne viennent plus depuis un an, et elle assure n'avoir jamais eu d'hémoptysie.

Depuis qu'elle tousse, elle a perdu ses forces et maigri beaucoup. Aujourd'hui son amaigrissement est considérable. Les creux sous-claviculaires sont très-prononcés. Le facies est terreux; les yeux sont excavés. La voix est éteinte.

Comme symptômes physiques on trouve de la matité aux deux sommets, surtout à gauche, s'étendant dans les deux tiers supérieurs de la poitrine. On trouve en outre, dans les fosses sous-claviculaires, un bruit de pot fêlé à gauche et de la matité absolue à droite.

A l'auscultation on entend à gauche, au sommet du poumon, du gargouillement très-marqué, avec respiration soufflante; et si on fait parler la malade, la voix est nettement articulée et caractéristique de la pectoriloquie.

En avant, outre l'absence complète du murmure vésiculaire et la respiration soufflante, on entend du tintement métallique. A droite, on trouve de la bronchophonie, des râles muqueux.

Comme symptômes généraux on constate, du côté du tube digestif, une diarrhée abondante qui dure depuis longtemps. Les digestions sont pénibles. L'appétit est perdu ; la soif est vive. Fièvre avec recrudescence tous les soirs.

La toux est pénible, fatigante, suivie d'une expectoration abondante, épaisse, puriforme.

La malade se plaint de sueurs abondantes qui rendent son lit constamment humide,

Le 28 juillet, la malade est soumise à un traitement ainsi formulé : potion avec 1 once d'eau-de-vie. Viande crue, 100 gr. Tisane de feuilles d'orangers.

Les jours suivants, la malade continue à tousser autant. La diarrhée n'a pas diminué ; mais, sous l'influence d'un lavement laudanisé, elle s'arrête pendant quelques jours.

Le 3 août, on suspend le lavement qu'on avait administré tous les jours depuis le 1er août. Quelques jours après, la diarrhée et les sueurs étant de plus en plus abondantes, la fièvre plus intense, on supprime la potion et la viande crue.

Les jours suivants la diarrhée revient irrégulièrement, mais moins forte.

Quant aux symptômes physiques, ils vont s'aggravant, et la malade meurt le 31 août.

Autopsie. On trouve, au sommet du poumon gauche, une caverne ayant le volume du poing ; ses parois sont minces, tapissées par une fausse membrane molle, et réunies par des brides membraneuses. Elles contiennent un liquide puriforme, grisâtre, exhalant une odeur nauséabonde.

Tout le reste du poumon est infiltré de matière tuberculeuse formant par places des petits îlots gros comme une noisette. On y trouve aussi huit à dix petites cavernes grosses comme une aveline, remplies par des tubercules ramollis.

Le poumon droit est également infiltré de tubercules, mais moins nombreux et moins volumineux. Au sommet, existe une caverne de la grosseur d'un œuf de poule, pleine aussi d'un liquide sanieux et puriforme.

Observation XXXIV.

Phthisie pulmonaire au troisième degré. — Potion de Todd et viande crue : insuccès. Mort.

Marié (Eugène), 39 ans, tondeur de chevaux, entre le 13 juin 1865 dans le service de M. le Dr Gallard.

Ce malade tousse depuis six ans. Il a eu des hémoptysies fréquentes depuis cette époque, et presque toujours de la diarrhée. Il dit avoir été traité, il y a quelques mois à l'hôpital, pour un rhume négligé. Cet homme est fils naturel et ne peut donner aucun renseignement sur la santé de ses parents.

Le 29 juin, pas de fièvre ; diarrhée ; sueur abondante la nuit ; crachats purulents (800 gr. par jour). Poitrine amaigrie ; creux sous et sus-claviculaire très-prononcés, surtout à gauche. De ce côté la poitrine est affaissée, rétractée, probablement par suite d'une ancienne pleurésie.

Battements du cœur très-marqués dans le troisième et le cinquième espace intercostal.

A la percussion, matité dans toute la hauteur du poumon gauche. A droite, la matité s'arrête au niveau du bord inférieur de la seconde côte en avant, et descend un peu plus bas en arrière.

A l'auscultation, en avant on trouve : à gauche, de la respiration amphorique, du gargouillement, de la pectoriloquie ; à droite, de la respiration caverneuse, du gargouillement sans pectoriloquie. En arrière on entend, au sommet gauche, de la respiration caverneuse et du gargouillement. La respiration est amphorique vers le milieu de la hauteur du poumon. A droite, en arrière, les signes fournis par l'auscultation sont les mêmes que ceux que l'on entend en avant. Traitement de M. Fuster.

4 juillet. Le malade se trouve un peu mieux.

5 juillet. La diarrhée a un peu diminué ; le malade ne crache presque plus, mais les crachats sont toujours purulents. Le sommeil est moins interrompu par la toux. Même traitement.

7 juillet. Abattement extrême. La diarrhée est revenue plus forte que jamais. Sueurs profuses. Même traitement. Mort le 10 juillet.

Autopsie. Poumon droit. Infiltration tuberculeuse. Au sommet, on trouve plusieurs petites cavernes ; une d'elles est grosse comme un œuf de poule. Les lobes moyen et inférieur renferment aussi une masse considérable de tubercules. La plèvre du côté droit contient environ 400 gr. de sérosité citrine. De nombreuses fausses membranes font adhérer le poumon, sur plusieurs points, aux parois costales.

Le poumon gauche est refoulé en haut et en arrière, il est enfermé dans une coque fibreuse très-résistante et très-épaisse qui le fixe aux côtes. La pleurésie paraît être, de ce côté, beaucoup plus ancienne que du côté opposé. Le poumon est creusé de trois grandes cavernes superposées communiquant entre elles. Le tissu pulmonaire est très-induré autour de ces cavités ; il ne crépite plus et renferme un grand nombre de tubercules, les uns crétacés, les autres à diverses périodes de ramollissement.

Le péricarde épaissi est adhérent à la paroi costale correspondante. Le cœur est normal.

Observation XXXV.

Phthisie pulmonaire au troisième degré. — Traitement de M. Fuster : insuccès.

Potier (Marie), 58 ans, entrée à la Pitié, service de M. Gallard, le 27 juin 1865. Cette femme présente depuis longtemps tous les symptômes d'une phthisie pulmonaire avancée.

Le 30 juin. Elle est soumise au traitement indiqué par M. Fuster. Elle a eu ce moment une diarrhée qui a résisté aux médicaments ordinaires. Peu de sueur. Matité dans les fosses sus et sous épineuses. En arrière et à gauche respiration bronchique : retentissement de la voix : gros râles muqueux. Au sommet droit, respiration caverneuse, quelques râles muqueux; pectoriloquie en avant de la poitrine ; les signes sont les mêmes qu'en arrière.

Le 6 juillet. La diarrhée persiste. La malade ne dort pas. Une pilule d'extrait d'opium. Les jours suivants, la diarrhée devient encore plus abondante. Les crachats diminuent, mais la fonte tuberculeuse ne s'est pas arrêtée.

Le 10 juillet. L'alcool n'est pris qu'à moitié.

Le 11 juillet. On le supprime. La malade ne prend plus que la viande crue. La diarrhée paraît diminuer un peu. Les jours suivants la viande est vomie après chaque repas.

Le 15 juillet. On est obligé d'en suspendre l'usage. Elle est remplacée par du sirop d'iodure de fer et de l'eau vineuse.

Le 24 juillet. La diarrhée est arrêtée depuis quelques jours. Les crachats sont redevenus abondants. La respiration est très-gênée : le pouls petit, fréquent. La sueur est profuse. La malade a beaucoup maigri. Elle est d'une extrême faiblesse. A l'auscultation, on entend des deux côtés de la respiration amphorique, du gargouillement. Les cavernes paraissent s'être agrandies.

Le 27 juillet. *Phlegmatia alba dolens* du membre inférieur gauche.

Observation XXXVI.

ñthisie pulmonaire au troisième degré. — Traitement de M. Fuster. — Mort.

Humbert (Célestine), âgée de 18 ans, boutonnière, entrée à la Pitié, dans le service de M. Gallard, e 15 juin 1865.

Cette femme n'a pas connu son père; sa mère vit encore et se porte bien, elle n'a jamais eu ni frère ni sœur. Elle a eu la variole il y a deux ans; elle eut une grossesse qui arriva à terme, le 4 avril 1865. A partir de ce moment, amaigrissement, toux avec expectoration, sueur abondante. Elle n'a jamais souffert de la poitrine. La malade, à son entrée à l'hôpital, est dans un affaiblissement extrême, et présente tous les signes d'une tuberculisation pulmonaire très-avancée. Elle assure n'avoir jamais eu ni hémoptysie, ni diarrhée. Elle prend de l'huile de foie de morue et des toniques. Le 28 juin, fièvre, peau chaude, pouls à 120; respiration très-gênée, pas de diarrhée. Matité sous les deux clavicules et dans les fosses sus et sous-épineuses des deux côtés. A droite la matité descend plus bas que du côté gauche. Respiration caverneuse, râles muqueux très-abondants; pectoriloquie; le crachoir contient à peu près 200 grammes de crachats purulents, grisâtres, recouverts d'une couche de crachats spumeux. La malade est soumise au traitement de M. Fuster : 150 grammes de viande crue et pilée, et mêlée à du sucre en poudre, 100 grammes de la même viande pilée et délayée dans un litre d'eau; 100 grammes d'alcool dans un julep gommeux de 150 grammes.

27 juin. Moins de fièvre, 90 pulsations. Crachats aussi abondants que la veille ; œdème des jambes. Même traitement.

2 juillet. La malade a vomi la viande crue dans la nuit, elle se plaint de ne pouvoir dormir et de respirer avec une extrême difficulté. Facies très-abattu, pouls à 135. Diarrhée. On supprime la viande crue. On continue celle qui est délayée dans l'eau.

3 juillet. Commencement d'asphyxie. Refroidissement des extrémités. Pouls à 81. La diarrhée continue. A l'auscultation, on trouve les mêmes signes que les jours précédents ; 50 grammes d'eau-de-vie, 100 grammes de viande délayée dans l'eau comme boisson.

4 juillet. La malade meurt.

Autopsie. — Poumon gauche : le lobe inférieur ne contient que quelques tubercules ramollis. Le lobe supérieur en est farci. Vers le sommet se trouvent plusieurs petites cavernes. Poumon droit : il est complétement infiltré de tubercules; trois cavernes assez volumineuses occupent le sommet; les deux poumons présentent, surtout à leurs bases, de nombreuses bulles d'emphysème. Les plèvres, le péricarde et le cœur ne présentent rien d'anormal.

Observation XXXVII.

Phthisie pulmonaire au deuxième degré. — Traitement de M. Fuster : insuccès.

Dubois de Nilac (Fanny), 30 ans, couturière, entrée le 20 juin à la Pitié. Elle tousse depuis longtemps, elle a fréquemment de la diarrhée : jamais elle n'a eu d'hémoptysie.

30 juin, pouls à 84. Toux fréquente. Expectoration abondante 125 gr. de crachats nummulaires nageant dans un liquide diffluent; diarrhée. Matité aux deux sommets, descendant à droite, à trois travers de doigt au-dessous de l'épine de l'omoplate : à gauche à un travers de doigt seulement. Respiration soufflante. Retentissement de la voix. Pas de pectoriloquie. Râles muqueux abondants des deux côtés. En avant, matité à gauche jusqu'au bord supérieur de la troisième côte. A droite, la matité s'arrête au bord supérieur de la deuxième côte. Les signes stéthoscopiques sont peu marqués en avant : quelques craquements ; un peu de retentissement de la voix. (Traitement de M. Fuster.)

3 juin, pouls à 108. La diarrhée est moins abondante. Les crachats ont considérablement diminué de quantité. (Même traitement.)

7 juillet, la diarrhée est très-abondante : sept garde-robes. Les signes fournis par l'auscultation n'ont pas changé depuis le commencement du traitement.

8 juillet, il y a des envies fréquentes de vomir. Diarrhée. La malade se plaint d'une douleur assez vive du côté du larynx.

9 et 10 juillet, mêmes symptômes, même traitement.

11 juillet, la diarrhée persistant, on supprime l'alcool, que l'on remplace par du vin de Bagnols. La viande est continuée. Dans la journée la malade vomit la viande.

12 juillet, la malade dit avoir une grande répugnance pour la viande crue : cependant elle essaye encore d'en manger, mais elle la vomit peu d'instants après l'avoir ingérée.

13 juillet, le traitement de M. Fuster est supprimé. On donne à la malade du sirop d'iodure de fer et de l'eau vineuse pour tisane. La diarrhée continue les jours suivants ; la quantité de crachats augmente un peu.

18 juillet, la malade demande à sortir de l'hôpital, son état n'est pas amélioré. Huit jours après elle rentre dans le service de M. Matice.

Nous tenons les cinq observations qu'on vient de lire de M. Gallard, auquel nous devons déjà tant de marques d'affectueuse bienveillance. Dans quatre d'entre elles, les malades étaient arrivés au dernier degré de l'affection, et jamais le traitement, contrairement à ce que dit M. Fuster, n'a amené le plus léger amendement : la catastrophe finale n'a pas semblé retardée. La durée de la médication a varié entre six et seize jours, et on a été obligé souvent de la suspendre à cause des vomissements ; l'observation 35 en est un bel exemple. La diarrhée n'a pas été modifiée sensiblement et on le comprend facilement, parce que, dans la phthisie à la dernière période, la muqueuse gastro-intestinale a une grande tendance au ramollissement. Cette lésion est différente de celle qu'on rencontre chez les enfants qui pâtissent, car chez eux il n'y a pas comme chez les tuberculeux une épine qui agisse localement sur la muqueuse et en determine plus tard l'ulcération. La viande crue, dans ce dernier cas, est, comme les autres substances alimentaires, très-peu tolérée par l'estomac et l'intestin.

Une seule observation est la relation d'une phthisie au second degré : le traitement ne produisit aucune amélioration, si minime fût-elle : au bout de treize jours on a été forcé de l'interrompre, à cause de la répugnance qu'éprouvait la malade.

Sans doute cinq observations sont très-insuffisantes pour juger une médication ; mais l'insuccès que celle-ci a eu fait d'autant plus vivement regretter que M. Fuster, dans sa communication, n'ait pas donné la rélation de quelques-uns de ses malades. Trop de remèdes ont été vantés à tort, comme s'opposant à la marche fatalement funeste de la tuberculisation, pour qu'on n'accepte une méthode nouvelle que sur les preuves palpables de son efficacité.

Arrivé à la fin de la partie thérapeutique de notre travail, nous devons, à défaut d'indications précises sur l'emploi de l'alcool, condenser dans un rapide aperçu les renseignements utiles contenus, selon nous, dans les pages précédentes.

Les spiritueux ne nous ont paru nuisibles dans aucun cas, quelle que soit la maladie, quelle que soit la période à laquelle celle-ci était arrivée. Cependant d'après Edw. Smith, ils seraient dangereux dans la fièvre typhoïde quand la fièvre dure encore, parce qu'ils retiennent l'urée, cause de cette pyrexie. Suivant d'autres auteurs, ils seraient malfaisants aussi quand l'état morbide s'accompagne d'un excès dans la production de chaleur : quand il y a exagération des fonctions intimes de l'organisme. Nous avons rencontré des exemples qui rentraient dans cette catégorie, et nonobstant l'eau-de-vie, l'affection parcourait régulièrement toutes ses phases. Voici du reste une note que nous devons à la cordiale obligeance de notre collègue et ami, M. Bordier : elle résume les idées de son chef de service, M. Gubler, sur la manière d'envisager l'état fébrile, et les indications qui en découlent. Dans cette théorie, l'alcool serait seulement indiqué quand il est nécessaire de relever l'économie : dans la situation contraire, il serait pernicieux.

« L'état fébrile, caractérisé par ses symptômes cliniques habituels : chaleur de la peau, force et fréquence du pouls, n'indique pas toujours un état identique dans les fonctions intimes de l'organisme, dans l'évolution des éléments cellulaires, dans la combustion des matériaux fournis par la nutrition.

« Tantôt, derrière l'appareil fébrile, se masque un ralentissement plus ou moins considérable du mouvement dénutritif. La chaleur produite par la respiration, source des forces organiques, est peu considérable ; mais, comme elle ne *se transforme plus,* ainsi que cela se passe à l'état physiologique, en d'autres forces destinées à servir les métamorphoses successives des tissus, cette chaleur suffit à maintenir le malade à un certain degré de chaleur sensible, pourvu toutefois qu'une cause quelconque de déperdition de chaleur, l'ablation des couvertures du malade, par exemple, ne vienne pas faire rapidement baisser sa température. Les urines ne contiennent alors ni urée, ni acide urique, résultats d'une oxydation avancée, mais bien du carbone à peu près pur (bleu des urines, indigose de M. Gubler), et de l'albumine que rejette l'économie comme superflue, et non en rapport avec les besoins d'une combustion faible.

« Les médicaments devront être ici choisis parmi ceux qui activent la combustion. C'est là ce qu'on observe dans les pyrexies, dans les fièvres graves, la fièvre typhoïde. Lorsque disparaît l'empreinte du cachet typhique et que commence la convalescence, l'amaigrissement, jusque-là presque nul, apparaît, et l'urine cesse de déceler la présence de l'albumine ainsi que du bleu.

« Tantôt, au contraire, l'appareil fébrile est le reflet d'une accélération plus ou moins rapide du mouvement de dénutrition. La somme de chaleur est alors considérable ; elle suffit à la fois à maintenir le malade à une température élevée et à servir les métamorphoses rapides et avancées de ses tissus. Quelque découvert qu'il soit, sa température demeurera constamment élevée. Les urines ne contiendront ni acide urique, ni urée, ni albumine, ni bleu. Parfois leur couleur rouge foncé révélera la présence de la matière colorante des globules, qui n'auront point eux-mêmes échappé à cette dénutrition rapide. La peau prendra une teinte jaune particulière, et terminera le tableau que M. Gubler a tracé sous le nom d'*hémaphéisme*.

« L'amaigrissement sera dès le début considérable. Dans cette catégorie devront se ranger la fièvre inflammatoire, le rhumatisme articulaire aigu, la pneumonie franche, etc. La médication antiphlogistique trouvera son application. »

Nous n'avons pas l'autorité nécessaire pour discuter les opinions de M. Gubler, et nous croyons qu'en se plaçant à son point de vue il y a d'utiles recherches à tenter sur la médication alcoolique : mais qu'il nous soit permis de remarquer que des médecins d'un grand poids ont affirmé l'innocuité de l'esprit de vin dans les maladies qui, selon lui, n'en réclament pas l'usage : qu'il veuille bien, en tout cas, recevoir ici l'expression de notre gratitude pour la bienveillance qu'il nous a témoignée.

Souvent, dans nos observations, la potion de Todd a exercé une action tonique ou sédative. Elle a remonté l'organisme affaissé ; elle a relevé le pouls tremblottant et dépressible; elle a provoqué le sommeil, la transpiration, l'appétit ; elle a augmenté la sécrétion urinaire; elle a chassé le coma et diminué le délire ; elle a lutté avec succès contre la prostration ; bref, elle a excité, elle a calmé. La clinique possède donc dans l'alcool un médicament énergique, dont les propriétés physiologiques peuvent faire pressentir les services. Mais, pour être guidé dans son emploi, il est indispensable de savoir sur quel élément organique il agit spécialement. Est-ce sur le système nerveux cérébro-spinal? Est-ce sur le sang ou sur les tissus? Car M. Cl. Bernard a trouvé un engouement sanguin des poumons chez les lapins qui avaient avalé de l'esprit de vin (*Leçons sur les liquides de l'organisme*, t. II, p. 466; 1859). Nul ne peut le dire : momentanément il faut s'en tenir aux effets thérapeutiques. Par conséquent, toutes les fois qu'il conviendra de mettre l'économie en mesure de résister à une cause déprimante, toutes les fois qu'il conviendra de faire rentrer dans de justes limites les fonctions languissantes ou trop actives, l'eau-de-vie pourra être réellement efficace. C'est pourquoi dans l'ataxo-adynamie elle est d'un grand secours. A toutes les époques on a combattu cette forme morbide par le vin ou les spiritueux; mais, en admettant que dans toute affection fébrile il y a tendance à la dépression des forces vitales, dépression qu'il est urgent d'arrêter dans sa marche, l'école anglaise a eu l'immense mérite d'ouvrir un vaste champ à l'observation, de faire moins redouter les alcooliques dans les phlegmasies et dans les pyrexies; de faire voir que ceux-ci peuvent prêter à l'organisme un solide appui; que l'esprit de vin, mortel à fortes doses, devient bienfaisant quand il est régulièrement administré, et avec notre cher maître, M. le professeur Béhier (*loc. cit.*, p. 607), nous dirons :

Que, bien qu'il nuise lorsqu'il est pris avec abus et en grande quantité à la fois, l'alcool potable n'est pas nécessairement dangereux quand il est manié et prescrit par doses fractionnées;

Que le soutien qu'il donne au système nerveux, très-notablement relevé par son emploi méthodique, fait très-rapidement cesser le délire qui existe dans les affections aiguës;

Que nul effet grave ne résulte de cette pratique, laquelle, au contraire, soutient les forces des malades, empêche l'amaigrissement, et hâte la convalescence.

TABLEAU

DES

TRACÉS SPHYGMOGRAPHIQUES

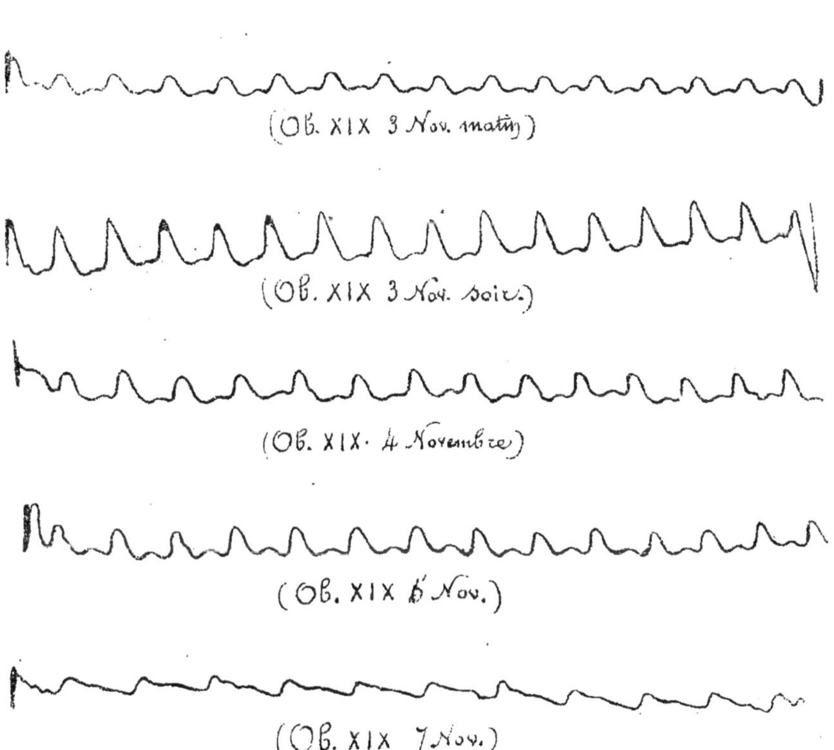

(Ob XIX (8 Novembre)

(Ob. XXIII, 24 Oct)

(Ob. XXIII 25 Oct)

(Obs. XXIII 26 Oct.)

(Ob. XXIII, 27 Oct)

(Ob. XXIII, 31 Oct.)

(Ob. XXIII 1er Nov)

(Ob XXIII 3 Nov.)

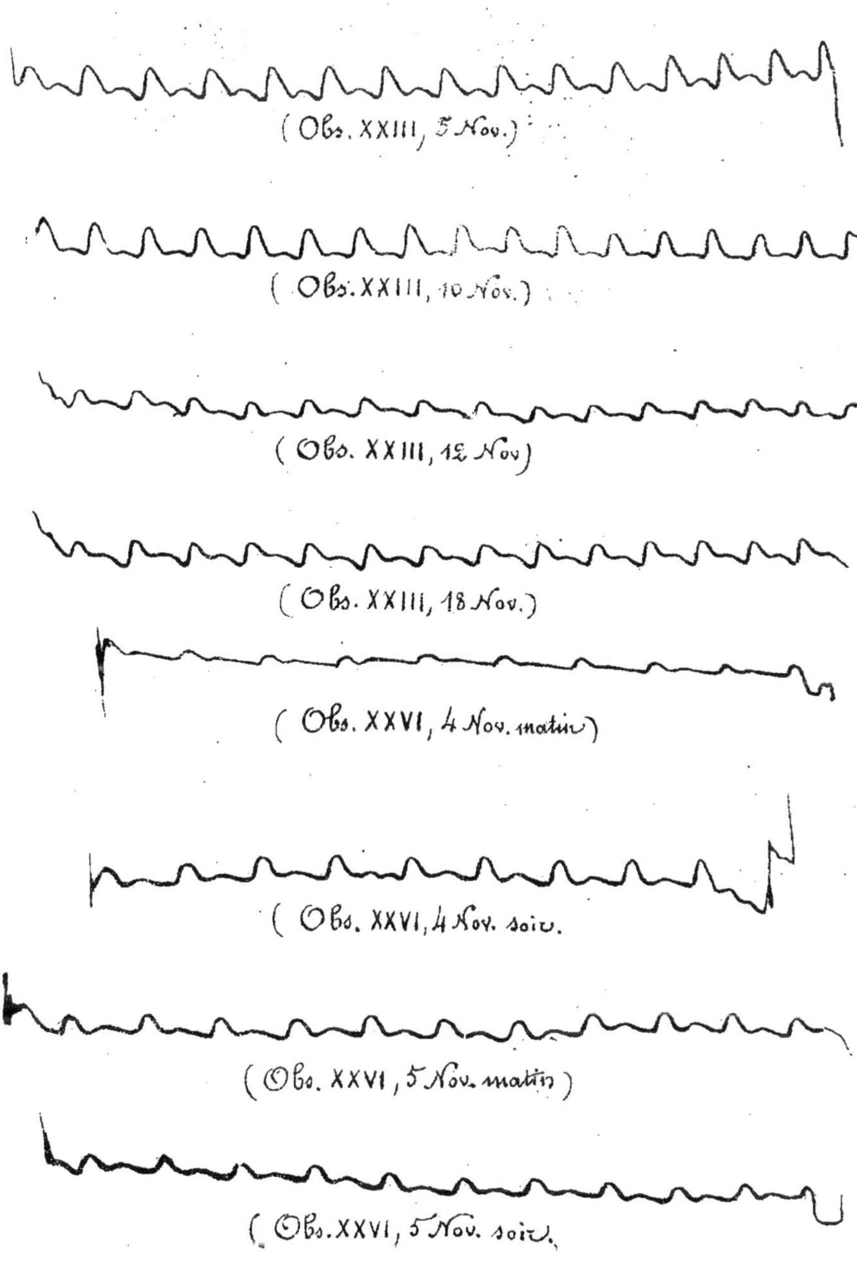
(Obs. XXIII, 5 Nov.)
(Obs. XXIII, 10 Nov.)
(Obs. XXIII, 12 Nov)
(Obs. XXIII, 18 Nov.)
(Obs. XXVI, 4 Nov. matin)
(Obs. XXVI, 4 Nov. soir.
(Obs. XXVI, 5 Nov. matin)
(Obs. XXVI, 5 Nov. soir.

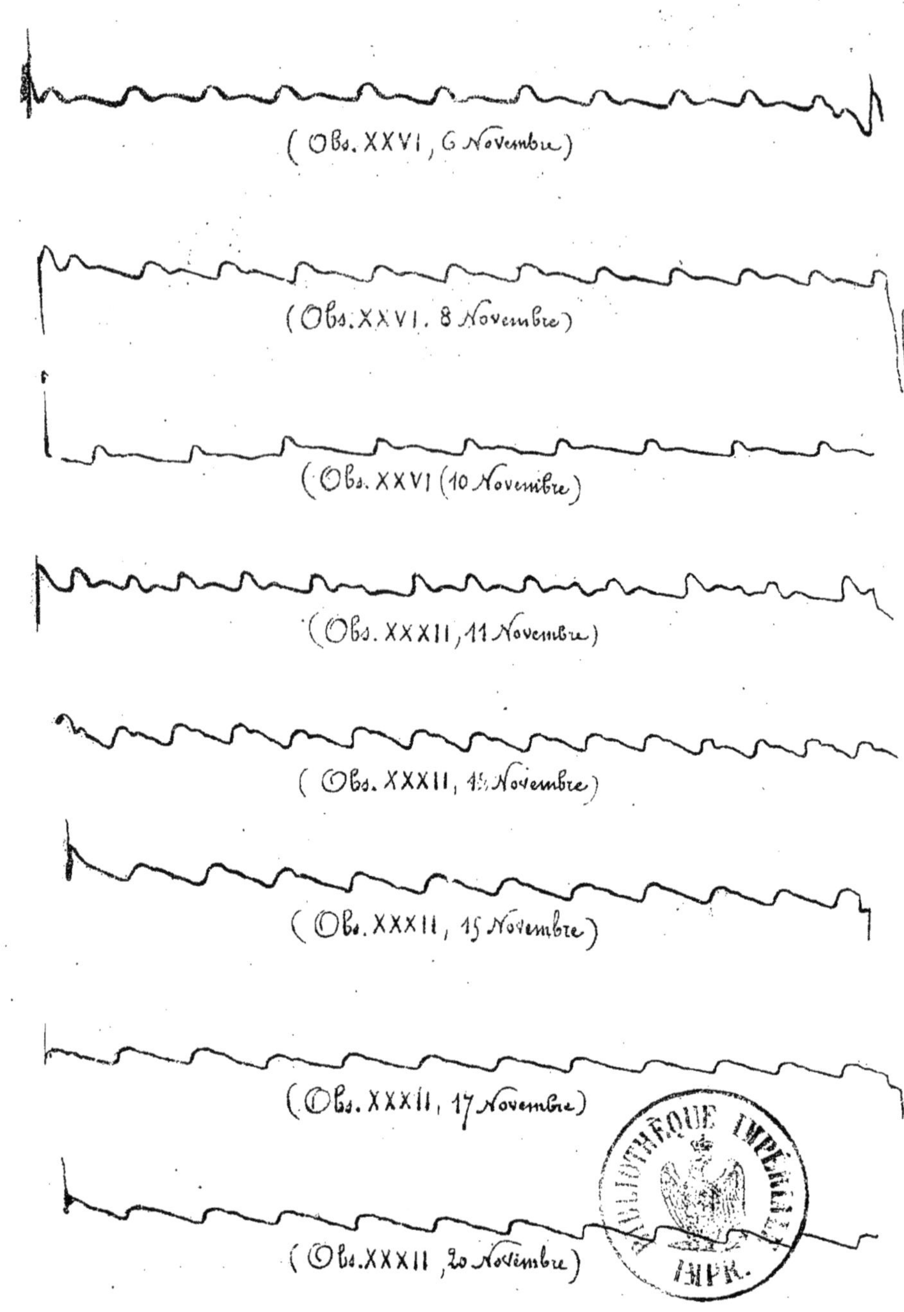

(Obs. XXVI, 6 Novembre)
(Obs. XXVI. 8 Novembre)
(Obs. XXVI (10 Novembre)
(Obs. XXXII, 11 Novembre)
(Obs. XXXII, 1[illegible] Novembre)
(Obs. XXXII, 15 Novembre)
(Obs. XXXII, 17 Novembre)
(Obs. XXXII, 20 Novembre)

www.ingramcontent.com/pod-product-compliance
Ingram Content Group UK Ltd.
Pitfield, Milton Keynes, MK11 3LW, UK
UKHW022306070726
13614UKWH00002B/580